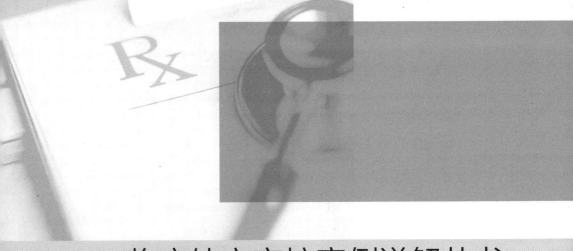

临床处方审核案例详解丛书

总主编 吴新荣 杨 敏 副总主编 李茹冰 王景浩 主审 郑志华

神经系统疾病与精神障碍

主编 张晓娟 温预关

编者 （按姓氏笔画排序）

朱秀清（广州医科大学附属脑科医院）

李小芳（广州医科大学附属脑科医院）

吴巧利（广州市增城区人民医院）

宋梦姣（珠海市人民医院）

张晓娟（广东省人民医院）

胡晋卿（广州医科大学附属脑科医院）

温预关（广州医科大学附属脑科医院）

U0212283

人民卫生出版社

·北 京·

图书在版编目（CIP）数据

神经系统疾病与精神障碍 / 张晓娟，温预关主编
. —北京：人民卫生出版社，2021.3（2023.11重印）
（临床处方审核案例详解丛书）
ISBN 978-7-117-30681-2

Ⅰ. ①神…　Ⅱ. ①张…②温…　Ⅲ. ①神经系统疾病
—处方②精神病 — 处方　Ⅳ. ①R741.04 ② R749.04

中国版本图书馆 CIP 数据核字（2020）第 198869 号

人卫智网	www.ipmph.com	医学教育、学术、考试、健康， 购书智慧智能综合服务平台
人卫官网	www.pmph.com	人卫官方资讯发布平台

神经系统疾病与精神障碍
Shenjing Xitong Jibing yu Jingshen Zhang'ai

主　　编：张晓娟　温预关
出版发行：人民卫生出版社（中继线 010-59780011）
地　　址：北京市朝阳区潘家园南里 19 号
邮　　编：100021
E - mail：pmph @ pmph.com
购书热线：010-59787592　010-59787584　010-65264830
印　　刷：三河市博文印刷有限公司
经　　销：新华书店
开　　本：710×1000　1/16　印张：12
字　　数：222 千字
版　　次：2021 年 3 月第 1 版
印　　次：2023 年 11 月第 2 次印刷
标准书号：ISBN 978-7-117-30681-2
定　　价：46.00 元

打击盗版举报电话：**010-59787491**　**E-mail：WQ @ pmph.com**
质量问题联系电话：**010-59787234**　**E-mail：zhiliang @ pmph.com**

《临床处方审核案例详解丛书》
分册目录

序号	书名	分册主编
1.	处方审核基本知识	郑锦坤　邱凯锋　吴晓松
2.	感染性疾病	吴红卫　陈杰
3.	心血管系统疾病	刘春霞　郑萍　陈艳芳
4.	呼吸系统疾病	魏理
5.	消化系统疾病	常惠礼　黎小妍
6.	内分泌代谢疾病	伍俊妍　王燕
7.	神经系统疾病与精神障碍	张晓娟　温预关
8.	五官科疾病	张紫萍　王延东

序　一

在新医改的变革浪潮下，我国的医疗卫生服务体系面临着以疾病为中心向以患者为中心的方向转变，药师的服务模式也面临巨大挑战。当前，无论是医院药师还是社会药店药师，都要积极行动起来，主动适应药学服务从传统的调剂方式向以合理用药为目标、以患者为中心的全方位药学服务的转变，尤其是应加强患者个体化的合理用药支持工作。

在过去的几十年中，为解决缺医少药的问题，我国的传统药学教育培养了一大批"会做药"的药师。随着医改和健康中国战略的实施，我们不仅需要"会做药"的药师，还需要能服务于临床药物治疗和患者用药的"会用药"的药师。补齐当前缺乏"会用药"的药师这一短板是当务之急。

2018年6月29日，国家卫生健康委员会办公厅、国家中医药管理局办公室、中央军委后勤保障部办公厅联合印发《医疗机构处方审核规范》(简称《规范》)，《规范》中明确了"药师是处方审核工作的第一责任人"，在肯定药师在合理用药中的地位的同时，也对药师的服务水平提出了更高层次的要求，并把处方审核作为药师进行合理用药服务工作的最重要的一环，因此提升药师的处方审核能力就变得极为重要。

本丛书的作者团队均为具有丰富的一线经验的处方审核专家，他们不辞辛苦，走遍大江南北，举办了多期药师处方审核能力培训班，积累了丰富的实战经验，结合工作中的真实案例形成此书。这种理论和案例相结合的编写模式是本丛书的一大特色。

本丛书不仅可以为一线药师提供实用的身临其境的帮助和指导，有助于药师处方审核实践能力的提升，同时也是对我国"会用药"的药师队伍建设的学术贡献。

仅以此简序，祝贺《临床处方审核案例详解丛书》出版！

李大魁

2020年5月

序　二

2018年，国家卫生健康委员会等3个部门联合制定了《医疗机构处方审核规范》，明确了"药师是处方审核工作的第一责任人"，并对处方审核管理和流程作出了具体规范。

不合理用药是全球性问题，已成为影响医疗质量和医疗费用的重要因素。药师的审方能力与医学素养和综合能力直接相关。我国的审方药师普遍存在知识结构缺陷和医学知识不足问题，缺乏及时发现并制止不合理处方的能力。因此，统一审方标准，规范审方行为，提高药师的综合素质，培养合格的审方药师已成为我国药学服务的当务之急。广东省药学会从2018年7月中旬启动"处方审核能力"培训学习班，并相继发布了《广东省药师处方审核能力培训标准》《处方审核标准索引(2019年版)》，出版了国内第一部审方教材《药师处方审核培训教材》；广东省省内培训实现全覆盖，并拓展到全国其他省区，同时为满足广大药师的需求开辟了线上培训。截至2019年12月，本项目已为全国各省市培训超过15 000名合格的审方药师，占我国医院药师总数的1/30，培训效果得到广泛肯定，处方审核培训项目广受欢迎，经培训合格的审方药师以其培训所获知识、技能已有效应用于临床审方实践中，成果颇丰。

随着《国务院办公厅关于加强三级公立医院绩效考核工作的意见》(国办发〔2019〕4号)的发布，以及医院绩效考核工作的不断推进，合理用药考核指标举足轻重，审方药师培训更需要与之相适应。广东省药学会在两年多的培训实践中，收集和积累了大量宝贵的问题处方案例，对提高审方药师的处方分析能力及审方技能具有十分重要的应用价值。为了更好地总结经验，并希望起到抛砖引玉的作用，广东省药学会组织各大医院专家和资深临床药师，共同编写了《临床处方审核案例详解丛书》，旨在为医院药师和社会药店药师提供审方指导和参考。本套丛书共8个分册。

本套丛书采取理论结合实践的撰写方式，按照系统疾病分类，列举了各系统常见疾病的流行病学特点、临床特点、诊断特点及相关疾病的高危因素及预防、治疗方法，重点分析处方常见问题。每个典型处方案例均来源于真实病例，书中详细解析各处方案例审核方法，明确学习目的，陈述案例客观资料，总结案例特征，并以药品说明书为基础，结合指南或专家共识，全面系统分析处方

7

中药物使用的合理性及存在的问题,力求实用,以不断提高审方药师的审方专业技能。

本套丛书的出版,要特别感谢受邀参编的药学专家,他们以满腔的热情、丰富的经验,在较为紧迫的时间内以较高质量完成了本丛书的编写工作;此外,广大审方培训班学员也提出了很多建设性意见,在此一并感谢。

由于医药科学迅猛发展,因此本丛书所述的案例及机制分析有可能存在滞后情况,衷心希望专家和其他读者惠予纠正。

丛书编委会
2020 年 5 月

前　言

　　为规范医疗机构处方审核工作，促进临床合理用药，保障患者用药安全，国家卫生健康委员会办公厅、国家中医药管理局办公室、中央军委后勤保障部办公厅联合制定了《医疗机构处方审核规范》。通过规范处方审核行为，一方面提高处方审核的质量和效率，促进临床合理用药；另一方面体现药师专业技术价值，转变药学服务模式，为患者提供更加优质、人性化的药学技术服务。为进一步提高药师处方审核水平，并使其审核处方质量达到标准化、规范化、同质化，广东省药学会组织处方审核培训师资编写了《临床处方审核案例详解丛书》，而《临床处方审核案例详解丛书——神经系统疾病与精神障碍》正是本套丛书的分册之一。

　　本书的读者定位是在医疗机构从事药师工作的专业技术人员。本书旨在推动药学教育以及药学服务模式的改革，促进医疗机构的合理用药。通过对本书知识的学习，医院药师可以了解常见神经系统疾病和精神障碍的治疗原则，熟悉这些疾病的常用药物和常见不合理处方案例，掌握处方的审核要点及注意事项等，从而提升处方审核能力，在临床实践工作中发挥更大的作用。

　　本书强调基本理论向临床实践转化、基本知识向临床思维转化，采用以相关法律法规为依据，以药学知识为基础，以案例为引导的编写模式，将相关内容融会贯通。本书共十一章，上篇先总体介绍神经系统疾病概述、特点、治疗原则、处方审核常见问题和药师审核神经系统疾病处方注意事项，再详细分析常见神经系统疾病处方审核案例(由于神经系统疾病种类很多，本书主要围绕发病率较高以药物治疗为主的慢性疾病如缺血性脑卒中、帕金森病和癫痫等进行介绍)；下篇先总体介绍精神障碍概述、特点、治疗原则和处方审核常见问题及处理，再详细分析精神分裂症、抑郁障碍、非器质性失眠症、焦虑及其相关障碍、双相情感障碍和注意缺陷多动障碍等常见精神障碍处方审核案例。在各处方审核案例详解中，除了简要叙述疾病相关知识和治疗原则，还主要以案例为切入点，讲述在临床实践过程中如何进行规范合理的处方审核，其中穿插医学及药学理论知识点，真正地将理论知识与临床实践运用相结合，以期成为医院药师日常工作的得力助手。

　　在本书编写过程中，我们得到了广东省药学会各级领导和同道的大力支持,以及各兄弟医院的热情帮助,在此表示诚挚的感谢。本书的编写与出版,也得到了各位编者的辛勤付出。另外,广东药科大学的黄培仙、黄琼波同学也参与了本书的整理工作,在此一并表示真诚的谢意。

　　本书由于编写时间仓促、经验有限,难免有疏漏和错误之处,希望广大读者多提宝贵意见,我们会不断修正、丰富和完善,让我们共同努力,承担起保障患者用药安全的责任。

张晓娟

2021 年 1 月

目　录

上篇　神经系统疾病处方审核案例详解

下篇　精神障碍处方审核案例详解

上 篇

神经系统疾病处方
审核案例详解

第一章

神经系统疾病总论

第一节　神经系统疾病概述

一、定义

神经系统是人体最精细、结构和功能最复杂的系统,按解剖结构分为中枢神经系统(包括脑、脊髓)和周围神经系统(包括脑神经、脊神经),前者主管分析综合体内外环境的传来信息,并使机体作出适当的反应;后者主管传递神经冲动。

神经系统疾病是指神经系统和骨骼肌由于感染、肿瘤、血管病变、创伤、中毒、免疫障碍、变性、遗传、先天发育异常、营养缺陷、代谢障碍等引起的疾病。

二、分类

(一)脑血管疾病

脑血管疾病(cerebrovascular disease,CVD)是神经系统疾病中最常见的一大类疾病,是脑血管病变导致脑功能障碍的一类疾病的总称。中华医学会神经病学分会脑血管病学组修改制定了《中国脑血管疾病分类(2015)》,该分类主要根据脑血管疾病的病因和发病机制、病变血管、病变部位及临床表现等因素将脑血管疾病归为 13 类,见表 1-1。

缺血性脑血管病是脑血管疾病中最常见的一类疾病,占脑血管疾病的85% 以上。缺血性脑血管病包括短暂性脑缺血发作、脑梗死(缺血性脑卒中)、脑动脉盗血综合征和慢性脑缺血,其中缺血性脑卒中最为常见。缺血性脑血管病多见于中老年人,男性多于女性,既往常有吸烟、高血压、动脉粥样硬化、心脏病、糖尿病及高脂血症等脑血管病的危险因素。一般起病急骤,症状在短时间内达到高峰,多有局灶性脑神经功能缺损表现,如偏瘫、偏身感觉障碍、失语等。急查头颅 CT 脑区无异常高密度影可排除出血,脑 CT 和 / 或 MRI 显示病变分布范围与临床神经功能缺损一致,病灶一般符合脑血管疾病的病变分布。脑梗死属于急症,也是一个高致残率及高致死率的疾病。

表 1-1　中国脑血管疾病分类(2015)(简表)

1. 缺血性脑血管病	4. 高血压脑病
(1)短暂性脑缺血发作(TIA)	5. 颅内动脉瘤
(2)脑梗死(缺血性脑卒中)	6. 颅内血管畸形
(3)脑动脉盗血综合征	7. 脑血管炎
(4)慢性脑缺血	8. 其他脑血管疾病
2. 出血性脑血管病	9. 颅内静脉系统血栓形成
(1)蛛网膜下腔出血	10. 无急性局灶性神经功能缺损症状的脑血管病
(2)脑出血	11. 脑卒中后遗症
(3)其他颅内出血	12. 血管性认知障碍
3. 头颈部动脉粥样硬化、狭窄或闭塞未导致脑梗死	13. 脑卒中后情感障碍

(二) 神经系统变性疾病

神经系统变性疾病一般病程经过缓慢,呈进行性加重。神经系统变性疾病中最为常见的是痴呆,包括阿尔茨海默病、血管性痴呆、路易体痴呆等。神经系统变性疾病患者的发病年龄相对偏大,如阿尔茨海默病常于 60 岁以后起病。但有些神经系统变性疾病也可于青壮年发生,如运动神经元病。神经系统变性疾病常累及某些神经元群,其病理改变有系统性,从而出现如肌萎缩性侧索硬化症、遗传性共济失调等。临床症状各异,如阿尔茨海默病主要为认知障碍,运动神经元病主要为脑神经核和脊髓前角损害所引起的症状。

(三) 中枢神经系统脱髓鞘疾病

中枢神经系统脱髓鞘疾病是一组以脑和脊髓髓鞘破坏或髓鞘脱失为主要特征的疾病,包括遗传性和获得性两大类。常呈急性或亚急性起病,有缓解和复发倾向,部分病例起病缓慢,呈进行性加重。常见疾病有多发性硬化、急性播散性脑脊髓炎等。

(四) 运动障碍性疾病

运动障碍性疾病即锥体外系疾病,是一组以随意运动迟缓、不自主运动、肌张力异常、姿势步态障碍等运动症状为主要表现的神经系统疾病,大多与基底核病变有关。基底核病变所表现的姿势与运动异常称为锥体外系症状,主要包括肌张力异常(过高或过低)、运动迟缓、异常不自主运动(震颤、舞蹈症、投掷症、手足徐动症、肌张力障碍）。根据临床特点,运动障碍性疾病一般分为肌张力增高 - 运动减少和肌张力降低 - 运动过多两大综合征,前者的代表性疾病为帕金森病,后者的代表性疾病为亨廷顿病。

（五）癫痫

癫痫（epilepsy）是多种原因导致的脑部神经元高度同步化异常放电所致的临床综合征,临床表现具有发作性、短暂性、重复性和刻板性的特点。异常放电神经元的位置不同及异常放电波及的范围差异,导致患者的发作形式各异,可表现为感觉、运动、意识、精神、行为、自主神经功能障碍或兼有之。临床上每次发作或每种发作的过程称为痫性发作,一个患者可有一种或数种形式的痫性发作。在癫痫发作中,一组具有相似症状和体征特性所组成的特定癫痫现象统称为癫痫综合征。癫痫是神经系统常见疾病,分类非常复杂,目前应用最广泛的是国际抗癫痫联盟（ILAE）的癫痫发作分类和癫痫综合征分类,治疗以药物治疗为主,而且非常个体化。

（六）其他

神经系统疾病种类很多,除了上述 5 类疾病外,还包括中枢神经系统感染性疾病、脊髓疾病、周围神经疾病、自主神经系统疾病、神经肌肉接头和肌肉疾病、神经系统遗传性疾病、神经系统发育异常性疾病等。

三、流行病学

神经系统疾病是全球致死及致残的主要原因之一。2019 年 *Lancet Neurology* 杂志发布的 1990—2016 年全球神经疾病负担（GBD）报告显示,2016 年全球范围内,神经系统疾病是伤残调整寿命年的主要原因（约为 2.76 亿,即首位致残因素）和第二大死亡原因（约 900 万人）。

神经系统疾病中常见的疾病有脑血管疾病、痴呆、帕金森病、癫痫等。其中最常见的脑血管疾病是危害全球中老年人身体健康和生命的主要疾病之一,《中国心血管健康与疾病报告 2019》显示中国脑血管疾病死亡人数约占全球的 1/3。痴呆是一种以认知功能障碍和日常生活能力减退为主要表现的临床综合征,2016 年 GBD 数据显示痴呆是全球第五大死因,也是 70 岁以上老年人群的第二大死因,中国是世界上痴呆患者人数最多的国家。2015 年帕金森病已成为患病率、致残率和死亡率增长最快的神经系统疾病。2016 年 GBD 数据显示全球活动性癫痫（包括特发性癫痫和继发性癫痫）患者共有 4 590 万人,其中 2 400 万人为特发性活动性癫痫,癫痫给患者个人、家庭和社会均带来了严重的负面影响。综上所述,神经系统疾病非常常见,其疾病负担很重,防治工作面临巨大挑战。

第二节　神经系统疾病特点

神经系统疾病的主要临床表现为运动、感觉、反射、自主神经以及高级神经活动功能障碍。临床症状按其发病机制可分为4类：

1. 缺损症状　指神经组织受损时正常的神经功能减弱或缺失。如内囊病变导致对侧肢体偏瘫、偏身感觉障碍和偏瘫。

2. 刺激症状　指神经组织受激惹后所产生的过度兴奋表现。如大脑皮质运动区受刺激引起部分运动性发作。

3. 释放症状　指高级中枢受损后，受其制约的低级中枢出现功能亢进。如上运动神经元损伤可出现锥体束征，表现为肌张力增高、腱反射亢进、病理反射阳性。

4. 休克症状　指中枢神经系统局部的急性严重病变，引起与受损部位有密切联系的远隔部位神经功能短暂缺失。如急性脊髓横贯性损伤时病变表现为松弛性瘫痪，即脊髓休克，休克期过后逐渐出现神经缺损和释放症状。

神经系统疾病的诊断要求先查明病变的部位（定位诊断），再查明病变的原因（定性诊断）。定位诊断就是要确定神经系统损伤的部位，如脑、脊髓、周围神经等，并应判定病变为弥漫性、局灶性、多灶性还是系统性。定性诊断则是需根据病史特点、主要症状、体征及辅助检查所见，确定疾病的病因及性质，如血管病变、感染、肿瘤、创伤、变性、中毒、遗传性疾病、自身免疫病、先天发育异常等。近年来，由于检测设备和技术手段的不断革新与改进，已经使神经系统疾病的诊断获得了长足的进步。

不同神经系统疾病的特点不同，有的起病较急，如脑卒中、癫痫；有的起病较慢，如帕金森病、阿尔茨海默病。有的进展迅速，如出血性脑卒中；有的进展缓慢，如帕金森病、阿尔茨海默病。

第三节　神经系统疾病治疗原则

不同神经系统疾病的治疗原则不同，总的来讲，神经系统疾病的治疗应遵循循证医学与个体化相结合的原则。循证医学（evidence-based medicine，EBM）意为遵循证据的医学，又称实证医学，其核心思想是医疗决策包括患者的处理、治疗指南和医疗政策的制定等应在现有的最好的临床研究依据基础上作出。以循证医学为指导，能够保证临床决策的规范化，但再好的证据也不一定适合所有患者，临床决策的最高原则仍是个体化治疗。临床医师应将个人经验与最新循证医学证据相结合，为患者治疗作出最佳决策。因此，神经系统疾病应采取综合治疗措施,主张个体化治疗:一般治疗和特异性治疗相结合,对因治疗和对症治疗相结合,强调康复治疗和护理的重要作用,注意患者的心理治疗和疏导。

除了治疗外,神经系统疾病的预防也非常重要,主要包括对先天性疾病和遗传性疾病的预防、对可干预病因的预防、对已知病因的预防及对已发疾病的预防。有些神经系统疾病是慢性病、多发病,需要接受终身的药物治疗。因此,在选用药物治疗时,一方面应向患者强调治疗的终身性,另一方面应注意其长期用药的疗效、安全性以及患者在经济上的可接受性。

神经系统疾病种类很多,下面重点介绍神经系统常见的几种疾病包括缺血性脑卒中、帕金森病和癫痫的治疗原则。这几种疾病在神经系统疾病中发病率较高,而且需要长期进行药物治疗或预防,属于慢病管理范畴。

一、缺血性脑卒中的治疗原则

卒中是急症,具有起病急、变化快、异质性强等特点,其预后与医疗处理是否得当息息相关。缺血性脑卒中的发病率、致残率、致死率以及复发率都很高,治疗时应遵循以下原则:①超早期治疗原则;②系统性原则,即整合多学科资源,建立卒中单元;③尽早开始二级预防原则。

1. 超早期治疗原则 对卒中患者来讲"时间就是大脑",因此,患者发病后是否及时送达医院并获得早期诊断和治疗是能否达到最佳救治效果的关键。卒中发病后应拨打急救电话,将患者快速安全地转运到能提供急性缺血性脑卒中溶栓治疗、血管内治疗的医院。急诊室应对疑似卒中患者优先处理,开通卒中绿色通道,最大限度地减少卒中治疗的院内延误,争取超早期治疗。在发病4.5小时内尽可能静脉溶栓治疗,在发病24小时内有条件的医院可进行适当的急性期血管内治疗。

2. 系统性原则 系统性原则即整合多学科资源,建立卒中单元。卒中单元(stroke unit)是一种多学科合作的组织化病房管理系统,旨在改善住院卒中患者管理、提高疗效和满意度。卒中单元的工作人员包括临床医师、专业护士、临床药师、物理治疗师、语言训练师、心理医师、社会工作者等,可以为卒中患者提供药物治疗、肢体康复、语言训练、心理康复和健康教育。卒中单元能使所有卒中患者受益,治疗和康复效果明显。meta分析显示在目前所有缺血性脑卒中的治疗中,最有效的方法就是卒中单元,因此,有条件的医院推荐建立卒中单元。

3. 尽早开始二级预防原则 缺血性脑卒中不仅是急症,同时也是慢病。它不仅发病率和死亡率高,其致残率和复发率也很高。因此,缺血性脑卒中发病后建议尽早开始二级预防。二级预防主要是治疗可逆性病因,纠正所有可预防的危险因素,包括高血压、血脂代谢异常、糖尿病、吸烟、睡眠呼吸暂停等。二级预防的目的是预防或降低再次发生卒中的风险,减轻残疾程度,提高生活质量。此外,要通过健康教育和随访,提高患者对二级预防措施的依从性。

总之,缺血性脑卒中患者尽量争取超早期治疗,在发病 4.5 小时内尽可能静脉溶栓治疗,在发病 24 小时内有条件的医院可进行适当的急性期血管内治疗;确定个体化和整体化治疗方案,依据患者自身的危险因素、病情程度等采取有针对性的治疗,并进行二级预防。结合神经外科、康复科、心理科、药学部门、护理部门等多个科室的努力实现一体化的卒中单元治疗,可以最大限度地提高治疗效果和改善预后。

二、帕金森病的治疗原则

1. 综合治疗　药物治疗是帕金森病的最主要的治疗手段,左旋多巴制剂仍是最有效的药物。手术治疗是药物治疗的一种有效补充。康复治疗、心理治疗及良好的护理也能在一定程度上改善症状。目前帕金森病应用的治疗手段只能改善症状,不能阻止病情进展,也无法治愈。

2. 用药原则　用药宜从小剂量开始逐渐加量,以较小的剂量达到较满意的疗效,不求全效。用药在遵循一般原则的同时也强调个体化,根据患者的病情、年龄、职业及经济条件等因素采用最佳的治疗方案。药物治疗时不仅要控制症状,也应尽量避免药物不良反应的发生,并从长远的角度出发尽量使患者的临床症状能得到较长期的控制。

三、癫痫的治疗原则

目前抗癫痫治疗仍以药物治疗为主。癫痫的药物治疗应坚持系统而规范的治疗,开始抗癫痫药治疗意味着需要长期每天服药。是否开始药物治疗,需要临床医师充分评估,在再次发作的可能性和治疗可能产生的风险之间认真权衡。选择抗癫痫药应该遵循最大疗效和最小不良反应的原则。抗癫痫药应从小剂量开始,缓慢地增加剂量直至发作控制或达到最大可耐受剂量。治疗过程中患者如果出现剂量相关的不良反应,可暂时停止增加剂量或酌情减少当前剂量,待药物不良反应消退后再继续增加至目标剂量。癫痫患者撤药的过程也应缓慢进行,减药速度越快,出现复发的概率就越大,因此,撤药时间间隔更长。

癫痫除了药物治疗外,也有外科手术治疗。近年来,由于人们对癫痫理解的加深、影像技术的发展、外科手术的进步,外科手术成为治疗难治性癫痫的有力手段,癫痫外科手术的效果和安全性都有了较大的提高。

近年来神经系统疾病的治疗取得很大的进展,除了大量新药研发进入临床外,其他新的治疗手段也不断涌现,并且通过临床研究证明能够改善患者的功能结局,如缺血性脑血管疾病的血管内治疗(血管内机械取栓、动脉溶栓、脑供血动脉的血管成形术)。以往血管内机械取栓的时间窗只有 6 小时,2018 年血管内治疗取得了里程碑式的进展,血管内机械取栓的时间窗由原来的 6 小时延长到 24 小时。在选定的大血管闭塞和可挽救脑组织患者中,DAWN 试验首次证明了时间窗从 6 小时突破至症状出现后或最后一次见到患者的 24 小时,随后 DEFUSE 3 试验也得出时间窗延长到 16 小时的结论。除了血管内治疗外,基因治疗以及人工智能的发展都为神经系统疾病诊治领域带来了新的希望。虽然新理论、新技术、新疗法的不断完善和发展使神经系统疾病的治疗取得了明显效果,但是对于大多数神经系统疾病患者来讲,药物治疗始终是最基本、最常用的有效治疗方法,即使对接受外科手术治疗的患者,围手术期和术后也需要相应的药物治疗才能确保治疗成功和远期疗效。因此,深刻理解神经系统疾病药物治疗的理论知识,熟练掌握各类药物的临床应用特点,准确制定合理的治疗方案,对提高治疗效果、降低病死率及改善生活质量都至关重要。

第四节　神经系统疾病处方审核常见问题

药师在医嘱审核过程中发现,神经系统疾病处方常见的问题归纳起来主要有以下几个方面:

一、临床诊断书写不全

临床诊断书写不全是神经系统疾病处方比较常见的问题。例如医师为脑梗死患者同时开具了降压药或降血糖药,但处方诊断栏里遗漏了高血压或糖尿病的诊断。

二、适应证不适宜

在制定治疗方案和开具处方时,药物的适应证应与患者病理、病因、病情、临床诊断相符合。神经系统疾病用药问题处方中,适应证不适宜的处方也经常出现。例如脑梗死后遗症患者使用适应证为脑梗死急性期的依达拉奉注射液、丁苯酞注射液或尤瑞克林注射液;动脉粥样硬化型脑梗死使用华法林等抗凝药物预防血栓形成;缺血性脑卒中患者使用法舒地尔注射液,而该药品说明书规定适应证为主要用于蛛网膜下腔出血术后的预防和改善治疗。

三、遴选药品不适宜

遴选药品不适宜也是神经系统疾病处方中比较常见的问题。例如重度肾功能不全患者使用瑞舒伐他汀或依达拉奉；有水杨酸过敏史或非甾体抗炎药哮喘史的患者使用阿司匹林；人工机械心脏瓣膜植入患者使用非维生素 K 拮抗剂（NOAC）如达比加群酯、利伐沙班；帕金森病患者使用存在用药禁忌的曲美他嗪、氟桂利嗪；癫痫患者使用可增加癫痫发作频率的脑蛋白水解物或者曲克芦丁脑蛋白水解物等。

四、联合用药不适宜

联合用药不适宜在神经系统疾病用药问题处方中也比较常见。例如非心源性缺血性脑卒中或短暂性脑缺血发作（TIA）患者，除了少数几种指南推荐的可以短期双联使用抗血小板药并能使患者获益的情况，国内外指南均不推荐常规长期应用阿司匹林联合氯吡格雷抗血小板治疗，但临床常规使用阿司匹林联合氯吡格雷的情况并不少见；再比如尤瑞克林与血管紧张素转换酶抑制药（ACEI）合用可能导致血压急剧下降，尤瑞克林说明书也注明禁止与 ACEI 联用，但临床中也有联合使用的情况存在；还有使用单胺氧化酶 -B 抑制剂司来吉兰或雷沙吉兰的患者禁止与 5- 羟色胺再摄取抑制剂（SSRI）、文拉法辛、度洛西汀、安非他酮、米氮平等药物合用，以避免产生严重不良反应，如共济失调、震颤、高热、高 / 低血压、惊厥、心悸、流汗、脸红、眩晕及精神变化（激越、错乱、及幻觉）演变至谵妄及昏迷等，但临床中此类联用也时有发生。

重复用药本书也归到联合用药不适宜处方中，重复用药既包括同时使用含有相同成分的药物，也包括同时使用药理作用相同或作用机制相同的药物，如脑梗死患者处方中同时开具作用机制相同的神经保护剂。

五、用法、用量不适宜

神经系统疾病用药问题处方中用法、用量不适宜常见于药物剂量过大，或见于有些患者不能口服药物需要鼻饲，处方中存在缓释制剂研磨后给予鼻饲的不合理用药情况等。

六、溶媒选择不适宜

溶媒选择不适宜的情况，常见于依达拉奉注射液的溶媒选择不适宜，一是没有按说明书要求选用生理盐水而是选择含糖的溶媒，二是使用 250ml 或 500ml 生理盐水做溶媒，导致该药无法在 30 分钟内滴完。

第五节　神经系统疾病处方审核注意事项

药师审核处方时通常主要依据权威并且具有法律效力的药品说明书和《中华人民共和国药典临床用药须知》来进行审核。但是临床知识日新月异，药品说明书和《中华人民共和国药典临床用药须知》存在一定的滞后性。在临床用药中，存在有些药品的使用在临床治疗指南有推荐但说明书没有适应证的情况，也存在有些药品说明书有适应证而临床治疗指南并不推荐或推荐力度很弱的情况。因此，在处方审核过程中，仅仅依靠药品说明书和《中华人民共和国药典临床用药须知》来进行审核是远远不够的，还需要药师学习临床的相关知识和指南，了解疾病及其用药。而缺乏对疾病的了解正是许多药师的短板，因此，本书每章的内容都是先介绍疾病及其药物治疗原则，再介绍治疗药物和不适宜处方审核案例。药师审核神经系统疾病处方需注意以下事项：

一、必须掌握相关的药学知识

1. 药师首先要掌握神经系统疾病常用药物的药理作用机制、药效学和药动学特点、适应证、用法、用量、给药途径与疗程、配伍禁忌、相互作用、不良反应、注意事项等。例如医师为帕金森病伴痴呆的患者同时开具金刚烷胺和美金刚，金刚烷胺和美金刚均为 N-甲基-D-天门冬氨酸（NMDA）受体拮抗剂，因此，两者应避免合用，以免发生药物中毒性精神病。药师如果不熟悉这两种药物的药理作用机制，可能就无法判断出本处方属于用药不适宜处方。只有自身药学基础知识扎实，方能在处方审核过程中游刃有余。

2. 药师审核处方过程中同时应避免出现以下情况：

（1）如果临床开具的药物不是最佳药物，但也并非绝对禁用，不建议判定处方不合理。例如苯海索因其可能会导致患者认知功能下降，《中国帕金森病治疗指南（第四版）》建议 60 岁以上的患者最好不用或少用，但有些患者虽然超过 60 岁，却常年服用该药且并未出现明显的认知功能损害，因此，临床可能会继续开具苯海索。由于 60 岁以上患者使用苯海索不是绝对禁忌，因此，不建议药师判断本处方不合理。但如果是帕金森病合并前列腺增生的患者处方开具苯海索，由于前列腺增生禁用苯海索，存在使用禁忌，因此，这张处方就属于不合理处方，属于遴选药品不适宜。再比如医师为脑梗死患者开具阿司匹林和辛伐他汀，有药师认为选择辛伐他汀不适宜，建议选用高强度他汀类药物如阿托伐他汀或瑞舒伐他汀，但这种处方不建议判定其不合理。如果患者本身血脂水平已经很低，那么选择降脂力度较弱的他汀类药物也可以使其低密度脂蛋白胆固醇(LDL-C)达标,因此,处方中开具辛伐他汀合理。

(2)如果药物相互作用不具有临床意义,不建议判其不合理。例如癫痫患者医师处方同时开具了丙戊酸钠和卡马西平,两者存在相互作用,有些药师认为本处方不合理。其实药物之间的相互作用非常常见,但并非都有临床意义,像丙戊酸钠和卡马西平两者虽然存在相互作用,但在监测血药浓度等药学监护的条件下完全可以合用,因此,上述处方合理。但如果美罗培南与丙戊酸钠合用,美罗培南会使丙戊酸钠的血药浓度明显降低,可导致癫痫再发作,这种相互作用属于有临床意义的不良相互作用,建议避免两者联合使用。

二、注意结合临床治疗指南和患者具体情况进行审核

药师在审方过程中除了参考药品说明书外,还要注意结合临床治疗指南和患者具体情况综合进行判断。这就要求药师不仅要具有药物治疗学的相关知识,而且要学习并具备一些临床方面的知识。否则,如果药师仅仅根据药品说明书,而不注意与临床治疗指南和患者具体情况相结合,就容易造成误判。下面举例予以说明:

例1:氯吡格雷的说明书适应证是用于近期缺血性脑卒中患者(从7天到小于6个月),如果药师只是根据药品说明书审核处方,就会认为医师为缺血性脑卒中7天内或大于6个月的患者开具氯吡格雷不合理,而事实上根据急性缺血性脑卒中相关指南及二级预防相关指南,大量的临床循证证据均推荐或支持缺血性脑卒中7天内或大于6个月的患者也可使用氯吡格雷,因此,该处方不建议判定其不合理,但建议临床对氯吡格雷超说明书用药进行备案。

例2:医师为血脂正常的急性脑梗死患者开具阿托伐他汀,药师也不能因为患者没有高脂血症就判断处方不合理。因为《中国缺血性脑卒中和短暂性脑缺血发作二级预防指南2014》推荐,由于动脉粥样硬化源性缺血性脑卒中或TIA患者的他汀类药物治疗获益明确,因此,无论患者是否伴有冠心病等其他类型的动脉粥样硬化性心血管疾病(ASCVD),也无论其LDL-C的基线高低,原则上均需要在生活方式干预的基础上根据患者具体情况启动他汀类药物治疗。因此,处方开具阿托伐他汀合理。

例3:医师为帕金森病患者开具多巴丝肼和喹硫平,喹硫平的说明书适应证是用于治疗精神分裂症和治疗双相情感障碍的躁狂发作,有药师会判定这张处方不合理。事实上,该帕金森病患者除了运动症状外,还有非运动症状,而喹硫平对帕金森病患者出现的非运动症状幻觉、妄想效果较好,《中国帕金森病治疗指南(第四版)》也推荐其用于治疗帕金森病的非运动症状精神障碍,因此,处方合理。

三、积极与临床医师进行良好的沟通

药师在审核处方时,对于有疑问的地方,应该积极与临床医师沟通,了解医师用药的目的与原因,因为医师考虑问题的角度可能与药师不同,不能单凭药师自己的见解就评判处方合理或是不合理。良好的沟通更有利于合作,只有医师、护士和药师共同合作,才能为患者提供更优质安全的医疗服务。但是如果临床医师用药确实不符合临床指南、《处方管理办法》或药品说明书,药师也应积极与临床医师进行沟通,对处方或医嘱进行修改。良好的沟通是保证审方药师与临床医师有效交流并对其处方或医嘱成功干预的关键。

例如,医师为非心源性缺血性脑卒中患者同时开具阿司匹林和氯吡格雷,处方是否合理需要结合患者具体情况来判断。若患者为非心源性缺血性脑卒中,则不推荐常规长期应用阿司匹林联合氯吡格雷抗血小板治疗,但以下几种情况推荐短期双联抗血小板治疗:①发病 24 小时内未接受静脉溶栓治疗的轻型卒中患者(NIHSS 评分 ≤ 3 分),应尽早启动双联抗血小板治疗(阿司匹林和氯吡格雷)并维持 21 天,此后单用阿司匹林或氯吡格雷长期二级预防;②发病 30 天内,有症状性颅内动脉严重狭窄(狭窄率为 70%~99%)的缺血性脑卒中患者,应尽早给予阿司匹林联合氯吡格雷抗血小板治疗 90 天,此后单用阿司匹林或氯吡格雷长期二级预防;③颈动脉或颅内动脉支架植入术的患者,术前给予负荷剂量的阿司匹林和氯吡格雷均 300mg,术后阿司匹林联合氯吡格雷抗血小板治疗 1~3 个月,此后单用阿司匹林或氯吡格雷长期二级预防。因此,对于非心源性缺血性脑卒中患者,建议与临床沟通是否具备以上几种可短期双联抗血小板治疗的指征,若不具备上述指征,建议单用阿司匹林或氯吡格雷其中 1 种进行二级预防。但若患者诊断为脑梗死后遗症,说明患者脑梗死发病至少 1 年以上,此时医师若同时开具阿司匹林和氯吡格雷,药师可直接判定本处方不合理,应积极与临床沟通修改处方。

四、坚持学习药学新知识与临床治疗新进展

药师应坚持学习药学新知识、新理念,临床治疗指南,药学法律法规等,药师只有不断用新的知识武装自己,才能站在医学的前沿合理审核处方。

新的药物不断研发上市并进入临床应用,还有些药物经临床研究证实能够治疗新的疾病,如果药师没有及时了解这些新药或老药的新用途,知识体系就会有所滞后,审核处方时可能引起不必要的麻烦,也可能给临床医师留下负面的印象。但是要注意的是,药品说明书有时滞后于临床研究,因此,在审核处方时也要注意用药的合法与合规性问题。临床治疗指南随着循证医学证据的增加也在不断更新,如果药师没有及时学习临床治疗新进展、新指南,审核

处方时也可能作出错误的判断。

知识都是常学常新，药师只有坚持不断地学习药学新知识与了解临床治疗新进展，才能在处方审核过程中减少或避免工作差错，真正为患者安全合理用药保驾护航。

（张晓娟）

参考文献

［1］贾建平，陈生弟.神经病学.8版.北京：人民卫生出版社，2018.

［2］GBD 2016 Neurology Collaborators. Global, regional, and national burden of neurological disorders, 1990-2016: a systematic analysis for the Global Burden of Disease Study 2016. Lancet Neurol, 2019, 18(5): 459-480.

［3］中国心血管健康与疾病报告编写组.中国心血管健康与疾病报告 2019 概要.中国循环杂志，2020, 35 (9): 833-854.

［4］GBD 2016 Dementia Collaboators. Global, regional, and national burden of Alzheimer's disease and other dementias, 1990-2016: a systematic analysis for the Global Burden of Disease Study 2016. Lancet Neurol, 2019, 18(1): 88-106.

［5］GBD 2015 Neurological Disorders Collaborator Group. Global, regional, and national burden of neurological disorders during 1990-2015: a systematic analysis for the Global Burden of Disease Study 2015. Lancet Neurol, 2017, 16(11): 877-897.

［6］GBD 2016 Epilepsy Collaborators. Global, regional, and national burden of epilepsy, 1990-2016: a systematic analysis for the Global Burden of Disease Study 2016. Lancet Neurol, 2019, 18(4): 357-375.

［7］王拥军.神经内科学高级教程.北京：人民军医出版社，2014.

［8］中华医学会神经病学分会帕金森病及运动障碍学组，中国医师协会神经内科医师分会帕金森病及运动障碍学组.中国帕金森病治疗指南（第四版）.中华神经科杂志，2020, 53 (12): 973-986.

［9］中国抗癫痫协会.临床诊疗指南：癫痫病分册 (2015 修订版).北京：人民卫生出版社，2015.

［10］中国卒中学会，中国卒中学会神经介入分会，中华预防医学会卒中预防与控制专业委员会介入学组.急性缺血性卒中血管内治疗中国指南 2018.中国卒中杂志，2018, 13 (7): 706-729.

第二章

缺血性脑卒中处方审核案例详解

第一节 缺血性脑卒中概述

一、定义

脑血管疾病（cerebrovascular disease，CVD）是脑血管病变导致脑功能障碍的一类疾病的总称。它包括血管腔闭塞或狭窄、血管破裂、血管畸形、血管壁损伤或通透性发生改变等各种脑血管病变引起的局限性或弥漫性脑功能障碍，但不包括血流动力学异常等因素导致的全脑缺血或缺氧所引发的弥漫性脑功能障碍。

脑卒中（stroke）为脑血管疾病的主要临床类型，以突然发病、迅速出现局限性或弥散性脑功能缺损为共同临床特征，为一组器质性脑损伤导致的脑血管疾病。

缺血性脑卒中（cerebral ischemic stroke）又称脑梗死（cerebral infarction），是指各种脑血管病变所致的脑部血液供应障碍，导致局部脑组织缺血、缺氧性坏死，从而迅速出现相应的神经功能缺损的一类临床综合征。

二、分类及病因分型

脑卒中分为缺血性脑卒中和出血性卒中，其中缺血性脑卒中是最常见的脑血管疾病类型，占我国脑卒中的 70% 左右。缺血性脑卒中根据 TOAST 病因分型，分为大动脉粥样硬化型、心源性栓塞型、小动脉闭塞型、其他明确病因型和不明原因型 5 种类型。

三、流行病学

2019 年 *Lancet Neurology* 发布的 1990—2016 年全球神经疾病及脑卒中负担报告显示，2016 年脑卒中位居全球致死性病因的第 2 位，仅次于缺血性心脏病，总死亡人数达到 550 万。2016 年，全球脑卒中患者达 8 010 万，其中

84.4%的患者为缺血性脑卒中。脑卒中也是成人首要的致残疾病,约2/3的幸存者遗留有不同程度的残疾。根据《中国脑卒中防治报告2019》,我国总体脑卒中终生发病风险为39.9%,位居全球首位,这意味着一生中每5个人大约会有2个人罹患脑卒中。此外,脑卒中也是我国疾病所致寿命损失年的第一位病因。随着社会老龄化和城市化进程的不断加快及居民不健康生活方式的流行,脑卒中危险因素普遍暴露,脑卒中发病率急剧攀升,我国的脑卒中疾病负担有暴发式增长的态势,并呈现出低收入群体中快速增长、性别和地域差异明显以及年轻化的趋势,因此,我国的脑卒中防治仍面临巨大挑战。

第二节　缺血性脑卒中的急性期治疗

缺血性脑卒中(脑梗死)既是急症又是慢病,通常将其分为急性期、恢复期和后遗症期。缺血性脑卒中急性期的时间划分尚不统一,《中国急性缺血性脑卒中诊治指南2018》指出一般指发病后2周内,轻型1周内,重型1个月内。恢复期一般指发病2周左右到6个月。后遗症期指发病6个月以上。下面重点介绍缺血性脑卒中的急性期治疗。

一、一般处理

(一)血压控制

约70%的缺血性脑卒中患者急性期血压升高,多数患者在卒中后24小时内血压自发降低。病情稳定而无颅内高压或其他严重并发症的患者,24小时后血压水平基本可反映其病前水平,因此,急性缺血性脑卒中血压的调控应遵循个体化、慎重、适度原则。

《中国急性缺血性脑卒中诊治指南2018》推荐缺血性脑卒中后24小时内血压升高的患者应谨慎处理,但有紧急降压指征的患者除外,这些患者包括血压持续升高至收缩压≥200mmHg或舒张压≥110mmHg,或伴有严重心功能不全、主动脉夹层、高血压脑病的患者。缺血性脑卒中后24小时内有紧急降压指征的患者可给予降压治疗,但须严密观察血压变化;《中国急性缺血性脑卒中诊治指南2018》推荐降压药使用拉贝洛尔、尼卡地平等药物,应避免使用引起血压急剧下降的药物如硝普钠、硝酸甘油。

2019《中国脑血管病临床管理指南(节选版)——缺血性脑血管病临床管理》推荐:

(1)对于血压<220/120mmHg,未接受静脉阿替普酶(rt-PA)或血管内治疗并且没有合并症需要紧急降压治疗的患者,在缺血性脑卒中后最初的48~72小时内启动或重新启动降压治疗对于预防死亡或重度残疾无效。

(2)对于未接受静脉 rt-PA 或血管内治疗的患者,如血压≥ 220/120mmHg,同时不伴有其他需要紧急降压治疗的合并症,在发病初期 48~72 小时内启动或重新启动降压治疗的疗效无法确定,在卒中发作后最初 24 小时内将血压降低 15% 可能是合理的。

(3)对于缺血性脑卒中患者,如伴有其他共病(如同时合并急性冠状动脉事件、急性心功能衰竭、主动脉夹层、溶栓后出血转化或先兆子痫 / 子痫),早期降压治疗是有指征的,初始血压降低 15% 可能是安全的。

启动或恢复降压治疗的时机:《中国急性缺血性脑卒中诊治指南 2018》推荐卒中后病情稳定,若血压持续≥ 140/90mmHg,无禁忌证,可于起病数天后恢复使用发病前服用的降压药或开始启动降压治疗。

降压目标值:一般为低于 140/90mmHg。老年(≥ 65 岁)患者 <150/90mmHg,如果能够耐受可进一步降至 140/90mmHg 以下。准备静脉溶栓及桥接血管内取栓者,《中国急性缺血性脑卒中诊治指南 2018》推荐应控制收缩压 <180mmHg、舒张压 <100mmHg。对未接受静脉溶栓而计划进行动脉内治疗的患者血压管理可参照该标准,根据血管开通情况控制术后的血压水平,避免过度灌注或低灌注。《急性缺血性卒中血管内治疗中国指南 2018》推荐接受血管内取栓治疗的患者在术前、术中及治疗结束后 24 小时内,血压控制在 180/105mmHg 以下。

(二)血糖控制

约 40% 的患者存在卒中后高血糖,卒中后低血糖的发生率较低,血糖无论是过高还是过低对卒中的预后均不利。《中国急性缺血性脑卒中诊治指南 2018》推荐:①血糖超过 10mmol/L 时可给予胰岛素治疗,应加强血糖监测,可将高血糖患者的血糖控制在 7.8~10mmol/L;②血糖低于 3.3mmol/L 时可给予 10%~20% 葡萄糖口服或注射治疗,目标是达到正常血糖。

二、特异性治疗

(一)静脉溶栓治疗

静脉溶栓治疗是目前主要的恢复血流的措施,药物包括重组人组织型纤维蛋白溶酶原激活剂阿替普酶、尿激酶和替奈普酶。

1. 阿替普酶 国内外指南均推荐阿替普酶用于缺血性脑卒中的静脉溶栓治疗。对缺血性脑卒中发病 3 小时内和 3~4.5 小时的患者,应按照适应证、禁忌证和相对禁忌证(表 2-1 和表 2-2)严格筛选患者,尽快静脉给予阿替普酶溶栓治疗。使用方法为阿替普酶 0.9mg/kg(最大剂量为 90mg)静脉滴注,其中 10% 在最初 1 分钟内静脉推注,其余持续静脉滴注 1 小时,用药期间及用药 24 小时内应严密监护患者。

表 2-1　3 小时内阿替普酶静脉溶栓的适应证、禁忌证和相对禁忌证

3 小时内阿替普酶静脉溶栓的适应证

1	有缺血性脑卒中导致的神经功能缺损症状
2	症状出现 <3 小时
3	年龄≥ 18 岁
4	患者或家属签署知情同意书

3 小时内阿替普酶静脉溶栓的禁忌证

1	颅内出血(包括脑实质出血、脑室内出血、蛛网膜下腔出血、硬膜下 / 外血肿等)
2	既往颅内出血史
3	近 3 个月有严重头颅外伤史或卒中史
4	颅内肿瘤、巨大颅内动脉瘤
5	近期(3 个月)进行过颅内或椎管内手术
6	近 2 周内进行过大型外科手术
7	近 3 周内有胃肠或泌尿系统出血情况
8	活动性内脏出血
9	主动脉夹层
10	近 1 周内有在不易压迫止血部位的动脉穿刺
11	血压升高:收缩压≥ 180mmHg 或舒张压≥ 100mmHg
12	急性出血倾向,包括血小板计数低于 100×10^9/L 或其他情况
13	24 小时内接受过低分子量肝素治疗
14	口服抗凝剂且 INR>1.7 或 PT>15 秒
15	48 小时内使用凝血酶抑制剂或 X a 因子抑制剂,或各种敏感的实验室检查异常(如 APTT、INR、血小板计数、ECT、TT 或恰当的 X a 因子活性测定等)
16	血糖 <2.8mmol/L 或 > 22.22mmol/L
17	头 CT 或 MRI 提示大面积梗死(梗死面积 >1/3 大脑中动脉供血区)

3 小时内阿替普酶静脉溶栓的相对禁忌证(需谨慎考虑和权衡溶栓的风险与获益)

1	轻型非致残性卒中
2	症状迅速改善的卒中
3	惊厥发作后出现的神经功能损害(与此次卒中的发生相关)

4	颅外段颈部动脉夹层
5	近 2 周内有严重外伤(未伤及头颅)
6	近 3 个月内有心肌梗死史
7	孕产妇
8	痴呆
9	既往疾病遗留较重的神经功能残疾
10	未破裂且未经治疗的动静脉畸形、颅内小动脉瘤(<10mm)
11	少量脑内微出血(1~10 个)
12	使用违禁药物
13	类卒中

注:INR 为国际标准化比值;PT 为凝血酶原时间;APTT 为活化部分凝血酶时间;ECT 为蛇静脉酶凝结时间;TT 为凝血酶时间。

表 2-2　3~4.5 小时内阿替普酶静脉溶栓的适应证、禁忌证和相对禁忌证

3~4.5 小时内阿替普酶静脉溶栓的适应证	
1	缺血性脑卒中导致的神经功能缺损
2	症状持续 3~4.5 小时
3	年龄 ≥ 18 岁
4	患者或家属签署知情同意书
3~4.5 小时内阿替普酶静脉溶栓的禁忌证	
	同表 2-1 中 3 小时内阿替普酶静脉溶栓的禁忌证
3~4.5 小时内阿替普酶静脉溶栓的相对禁忌证(在表 2-1 相对禁忌证的基础上补充如下)	
1	使用抗凝血药,INR ≤ 1.7,PT ≤ 15 秒
2	严重卒中(NIHSS 评分 >25 分)

阿替普酶超说明书用药:《急性缺血性卒中血管内治疗中国指南 2018》推荐的阿替普酶静脉溶栓的适应证和禁忌证与阿替普酶说明书不完全一致,存在超说明书用药情况。例如指南认为年龄 >80 岁的患者接受阿替普酶静脉溶栓的有效性与安全性与 <80 岁的患者一致或相似,而说明书注明不能用于 80 岁以上的急性脑卒中患者治疗。对有脑卒中史并伴有糖尿病的患者,2018 版

中国和美国的指南认为阿替普酶在发病4.5小时内静脉溶栓有效,而说明书则将卒中史并伴有糖尿病列为禁忌证。因此,在处方审核时不能仅仅参考说明书,还要参考指南来综合判断,指南推荐使用但存在超说明书用药的情况,审核处方时不建议判其处方不合理。

2. 尿激酶　《中国急性缺血性脑卒中诊治指南2018》推荐发病在6小时内的缺血性脑卒中可根据适应证和禁忌证标准严格选择是否给予尿激酶静脉溶栓(表2-3)。使用方法为尿激酶100万~150万IU溶于生理盐水100~200ml中,持续静脉滴注30分钟,用药期间应严密监护患者。

表2-3　6小时内尿激酶静脉溶栓的适应证和禁忌证

尿激酶静脉溶栓的适应证

1	缺血性脑卒中导致的神经功能缺损
2	症状出现 <6 小时
3	年龄为 18~80 岁
4	意识清楚或嗜睡
5	脑 CT 无明显的早期脑梗死低密度改变
6	患者或家属签署知情同意书

尿激酶静脉溶栓的禁忌证

同表2-1中3小时内阿替普酶静脉溶栓的禁忌证

3. 替奈普酶　静脉团注替奈普酶(0.4mg/kg)治疗轻型卒中的安全性及有效性与阿替普酶相似,但不优于阿替普酶。对于轻度神经功能缺损且不伴有颅内大血管闭塞的患者,《中国急性缺血性脑卒中诊治指南2018》推荐可以考虑应用替奈普酶。

(二)血管内介入治疗

血管内介入治疗包括血管内机械取栓、动脉溶栓、血管成形术。

1. 血管内机械取栓　血管内机械取栓是近年急性缺血性脑卒中治疗的最重要的进展,可显著改善急性大动脉闭塞导致的缺血性脑卒中患者的预后,也是目前一线的血管内治疗。目前《中国急性缺血性脑卒中诊治指南2018》和《急性缺血性卒中血管内治疗中国指南2018》推荐血管再通首选静脉溶栓,对静脉溶栓禁忌的部分患者推荐机械取栓。2018年DEFUSE 3研究和DAWN研究成功将机械取栓的时间窗由原来的6小时延长到16及24小时,但患者需符合其入组标准。

2. 动脉溶栓 《中国急性缺血性脑卒中诊治指南 2018》推荐发病 6 小时内由大脑中动脉闭塞导致的严重卒中且不适合静脉溶栓或未能接受血管内机械取栓的患者,经过严格选择后可在有条件的医院进行动脉溶栓;由后循环大动脉闭塞导致的严重卒中且不适合静脉溶栓或未能接受血管内机械取栓的患者,经过严格选择后可在有条件的单位进行动脉溶栓,虽目前有在发病 24 小时内使用的经验,但也应尽早进行以避免时间延误;对于静脉溶栓或机械取栓未能实现血管再通的大动脉闭塞患者,进行补救性动脉溶栓(发病 6 小时内)可能是合理的。

3. 血管成形术 目前《2018 ASA/AHA 急性缺血性脑卒中患者早期管理指南》不推荐常规颈动脉内膜剥脱术治疗有重度颈动脉狭窄或闭塞的急性缺血性脑卒中患者,对经过评估、存在缺血"半暗带"(临床或脑部影像显示脑梗死核心小、缺血低灌注脑组织范围大)的患者行颈动脉内膜剥脱术的疗效尚未确定,应个体化决定。

(三) 抗血小板治疗

抗血小板治疗是非心源性缺血性脑卒中患者非常重要的药物治疗措施。

1. 若患者未行静脉溶栓或血管内取栓且无抗血小板治疗的禁忌证,应在发病后尽早给予口服阿司匹林 150~300mg/d 治疗,急性期后可改为预防剂量 50~300mg/d。

2. 若患者进行静脉溶栓或血管内取栓,抗血小板药应在溶栓 24 小时后开始使用,除非患者存在其他特殊情况(如合并疾病),在评估获益大于风险后才可以考虑在阿替普酶静脉溶栓 24 小时内使用抗血小板药。

3. 不能耐受阿司匹林或存在阿司匹林使用禁忌的患者如存在水杨酸过敏史或非甾体抗炎药哮喘,《中国急性缺血性脑卒中诊治指南 2018》推荐可考虑选用氯吡格雷等药物进行抗血小板治疗。但氯吡格雷说明书适应证只批准用于近期缺血性脑卒中患者(从 7 天到小于 6 个月),急性期特别是 7 天内使用存在超说明书用药,建议进行超说明书用药备案。

4. 目前《中国急性缺血性脑卒中诊治指南 2018》不推荐替格瑞洛代替阿司匹林用于轻型卒中的急性期治疗,因临床研究未证实替格瑞洛治疗轻型卒中优于阿司匹林。替格瑞洛的安全性与阿司匹林相似,可考虑作为有使用阿司匹林禁忌证患者的替代药物。

(四) 调脂治疗

研究证明他汀类药物可使动脉粥样硬化性缺血性脑卒中患者明显获益,因此,《中国急性缺血性脑卒中诊治指南 2018》推荐应尽早对动脉粥样硬化性缺血性脑卒中患者使用他汀类药物进行二级预防。他汀类药物的种类及治疗强度需根据患者年龄、性别、卒中亚型、伴随疾病及耐受性等临床特征进行个体化选择和治疗。

（五）抗凝治疗

对于大多数急性缺血性脑卒中患者，《中国急性缺血性脑卒中诊治指南2018》不推荐无选择性地早期进行抗凝治疗。对少数特殊的缺血性脑卒中患者(如放置心脏机械瓣)是否在急性期进行抗凝治疗，《中国急性缺血性脑卒中诊治指南2018》建议综合评估(如病灶大小、血压控制、肝肾功能等)，如出血风险较小、致残性脑栓塞风险高，可在充分沟通后谨慎选择使用。特殊情况下，溶栓后还需抗凝治疗的患者应在溶栓24小时后使用抗凝血药。

（六）降纤治疗

降纤药物主要包括降纤酶、巴曲酶等。《中国急性缺血性脑卒中诊治指南2018》推荐，对不适合溶栓并经过严格筛选的脑梗死患者，特别是高纤维蛋白原血症者可选用降纤治疗。

（七）扩容治疗

扩容药物包括低分子右旋糖酐、羟乙基淀粉、代血浆等。对大多数缺血性脑卒中患者，《中国急性缺血性脑卒中诊治指南2018》不推荐扩容治疗。由低血压或脑血流低灌注所致的急性脑梗死如脑分水岭梗死可考虑扩容治疗，但应注意可能加重脑水肿、心力衰竭等并发症，对有严重脑水肿及心力衰竭的患者也不推荐使用扩容治疗。

（八）扩血管治疗

对一般缺血性脑卒中患者，《中国急性缺血性脑卒中诊治指南2018》不推荐扩血管治疗。

（九）其他药物治疗

除前述的药物外，目前循证医学证据显示能改善脑梗死患者功能结局的药物主要有丁苯酞、尤瑞克林(人尿激肽原酶)和依达拉奉，《中国急性缺血性脑卒中诊治指南2018》推荐在临床工作中依据随机对照试验研究结果个体化应用。

三、急性期常见并发症的预防与处理

缺血性脑卒中的急性期并发症包括脑水肿与颅内压增高、脑梗死后出血性转化、癫痫、肺炎等。

（一）脑水肿与颅内压增高

严重的脑水肿和颅内压增高是急性重症缺血性脑卒中的常见并发症，是死亡的主要原因之一。脑水肿处理不当症状恶化妨碍康复，严重者可导致脑疝形成，危及生命。因此，建议脑水肿和颅内压增高的患者应避免和处理引起颅内压增高的因素，如头颈部过度扭曲、激动、用力、发热、癫痫、呼吸道不通

畅、咳嗽、便秘等。对颅内压增高、卧床的脑梗死患者采用抬高头位的方式,通常抬高床头 >30°。《中国急性缺血性脑卒中诊治指南 2018》推荐减轻脑水肿、降低颅内压的药物为甘露醇、高张盐水、甘油果糖或呋塞米,不推荐常规或大剂量使用糖皮质激素,也不推荐使用巴比妥类药物。

(二) 脑梗死后出血性转化

脑梗死后出血性转化的发生率为 8.5%~30%,其中有症状的为 1.5%~5%。心源性脑栓塞、大面积脑梗死、影像学显示占位效应、早期低密度征、年龄 >70 岁、应用抗栓药物(尤其是抗凝血药)或溶栓药物等会增加出血性转化的风险。一旦患者出现症状性出血性转化,必须立即停用抗栓等致出血药物,包括抗血小板药和抗凝血药。对需要抗栓治疗的患者,可于症状性出血性转化病情稳定后 10 天至数周后权衡利弊决定是否恢复抗栓治疗。

(三) 癫痫

缺血性脑卒中后癫痫的早期发生率为 2%~33%,晚期发生率为 3%~67%。《中国急性缺血性脑卒中诊治指南 2018》不推荐预防性应用抗癫痫药;孤立发作 1 次或急性期痫性发作控制后,不建议长期使用抗癫痫药;卒中后 2~3 个月再发的癫痫,建议按癫痫常规治疗进行长期药物治疗;卒中后癫痫持续状态,建议按癫痫持续状态治疗原则处理。

(四) 肺炎

5.6% 左右的脑卒中患者合并肺炎,肺炎是卒中患者死亡的主要原因之一,15%~25% 的卒中患者死于肺炎。误吸是引起缺血性脑卒中患者出现肺炎的主要原因。意识障碍、吞咽困难是导致误吸的主要危险因素,其他包括呕吐、活动减少等。因此,建议早期评估处理吞咽困难和误吸问题,对存在意识障碍的患者要特别注意预防肺炎。疑有肺炎的发热患者建议给予抗菌药物治疗,但不推荐预防性使用抗菌药物。

第三节　缺血性脑卒中的二级预防

脑卒中既是急症也是慢病,其复发的风险很高,我国的缺血性脑卒中年复发率高达 17.7%。有效的二级预防是减少复发和死亡的重要手段,因此,卒中后建议尽早开始二级预防。

一、危险因素的控制

缺血性脑卒中的危险因素包括可预防的危险因素和不可预防的危险因素,不可预防的危险因素包括年龄、性别、家族史等,可预防的危险因素包括高血压、脂代谢异常、糖代谢异常和糖尿病、吸烟、睡眠呼吸暂停、高同型半胱氨酸血症等。建议积极控制可预防的危险因素,从而降低脑卒中的复发风险。

（一）高血压

高血压是脑卒中的最重要的危险因素。在近期发生过缺血性脑卒中的患者中,高血压的诊断率高达70%。PATS、PROGRESS等研究证实了控制血压在脑卒中二级预防中的有效性。荟萃分析显示,降压治疗可以显著降低脑卒中和TIA的再发风险,且收缩压降低越多,降低脑卒中复发风险的效果越显著。目前,国际指南多推荐缺血性脑卒中或TIA患者的降压目标为<140/90mmHg;若患者为老年患者,降压目标为<150/90mmHg;若患者合并其他疾病或不能耐受,其降压目标值建议个体化。

降压治疗减少脑卒中发病风险的获益主要来自降压本身,常用的各类降压药都可以作为控制脑卒中患者血压的治疗选择,建议结合脑卒中的循证研究证据、不同降压药的药效学和药动学特征以及患者具体情况个体化选择降压药。

目前缺血性脑卒中或TIA急性期降压的时机尚不明确。中国急性缺血性脑卒中降压研究(the China Antihypertensive Trial in Acute Ischemic Stroke,CATIS)提示在缺血性脑卒中急性期降压可能是安全的,但急性期强化降压组并无显著获益。因此,应当视情况选择降压的时机。《中国缺血性脑卒中和短暂性脑缺血发作二级预防指南2014》推荐,缺血性脑卒中或TIA患者,没有降压绝对禁忌,发病数天后如果收缩压≥140mmHg或舒张压≥90mmHg,应启动或重新启动降压治疗。2019《中国脑血管病临床管理指南(节选版)——缺血性脑血管病临床管理》也推荐:如患者住院期间神经功能稳定,但血压>140/90mmHg,启动或重新启动降压治疗是安全的,除伴有禁忌证外,长期控制血压是合理的。

（二）脂代谢异常

血脂水平升高是导致缺血性脑卒中或TIA复发的重要因素,降低血脂水平可以减少缺血性脑卒中或TIA的发生、复发和死亡。动脉粥样硬化源性缺血性脑卒中或TIA患者使用他汀类药物治疗可明显获益,因此,《中国缺血性脑卒中和短暂性脑缺血发作二级预防指南2014》推荐无论患者是否伴有冠状动脉粥样硬化性心脏病等其他类型的ASCVD,也无论其LDL-C的基线高低,原则上均需要在生活方式干预的基础上根据患者具体情况启动他汀类药物治疗。血脂目标值建议LDL ≤ 1.8mmol/L(70mg/dl)或LDL-C下降≥ 50%。

（三）糖代谢异常和糖尿病

在缺血性脑卒中患者中,60%~70%存在糖代谢异常或糖尿病。糖尿病是缺血性脑卒中患者临床预后不良的重要危险因素。中国国家卒中登记(China National Stroke Registry,CNSR)数据显示,糖尿病是缺血性脑卒中患者发病

6 个月死亡或生活依赖的独立危险因素。中国脑卒中住院患者糖代谢异常患病率及结局前瞻性研究（Abnormal Glucose Regulation in Patients with Acute Stroke Across China，ACROSS-China）结果显示，糖尿病前期（包括空腹血糖受损和 / 或糖耐量受损）是缺血性脑卒中患者发病 1 年内死亡的独立危险因素。因此，缺血性脑卒中患者糖代谢异常的管理非常重要。对糖尿病或糖尿病前期患者进行生活方式和 / 或药物干预能减少缺血性脑卒中事件，2019《中国脑血管病临床管理指南（节选版）——缺血性脑血管病临床管理》推荐糖尿病或糖尿病前期患者的治疗目标为 HbA1c ≤ 7%。降糖治疗方案建议结合患者的临床特点和药物的安全性制订个体化的血糖控制方案，同时要警惕低血糖事件带来的危害。

（四）吸烟

吸烟和被动吸烟（二手烟等）均明确为首次发生缺血性脑卒中的危险因素。心血管健康研究（Cardiovascular Health Study，CHS）发现，吸烟与老年人脑卒中复发风险增加显著相关。研究证实戒烟有助于脑卒中风险的下降。因此，建议有吸烟史的缺血性脑卒中患者一定要戒烟，而且要远离吸烟场所，避免吸入二手烟、三手烟。

（五）睡眠呼吸暂停

阻塞性睡眠呼吸暂停也是缺血性脑卒中的危险因素。荟萃分析结果显示，脑卒中或 TIA 患者合并睡眠呼吸暂停的比例为 43%~93%，其中最常见的就是阻塞性睡眠呼吸暂停。脑卒中合并睡眠呼吸暂停的患者其死亡率及残疾率均显著增加。因此，推荐对合并有睡眠呼吸事件的脑卒中或 TIA 患者进行多导睡眠图的监测，治疗睡眠呼吸暂停的方法首选持续正压通气（continuous positive airway pressure，CPAP）。使用 CPAP 可以改善合并睡眠呼吸暂停的缺血性脑卒中患者的预后。

（六）高同型半胱氨酸血症

研究显示高同型半胱氨酸血症可使脑卒中的风险增加 2 倍左右。对近期发生缺血性脑卒中或 TIA 且血同型半胱氨酸轻到中度增高的患者，补充叶酸、维生素 B_6 以及维生素 B_{12} 可降低同型半胱氨酸水平，但是尚无足够的证据支持降低同型半胱氨酸水平能够减少脑卒中复发风险。

二、抗栓治疗

（一）非心源性缺血性脑卒中的抗血小板治疗

抗血小板治疗能显著降低缺血性脑卒中和短暂性脑缺血发作（TIA）患者严重心血管事件的发生风险。对非心源性栓塞性缺血性脑卒中或 TIA 患者，《中国缺血性脑卒中和短暂性脑缺血发作二级预防指南 2014》建议给予口服抗血小板药而非抗凝血药预防脑卒中复发及其他心血管事件的发生。

目前缺血性脑卒中的治疗中循证医学证据充分的抗血小板药主要有阿司匹林和氯吡格雷。《中国缺血性脑卒中和短暂性脑缺血发作二级预防指南2014》推荐阿司匹林或氯吡格雷均可作为首选的抗血小板药（Ⅰ级推荐，A级证据）；阿司匹林（25mg）+缓释型双嘧达莫（200mg）2次/d或西洛他唑（100mg）2次/d可作为阿司匹林和氯吡格雷的替代治疗药物。抗血小板药建议在患者危险因素、费用、耐受性和其他临床特性的基础上个体化选择。

对于非心源性栓塞性缺血性脑卒中或TIA患者，国内外指南均推荐长期使用阿司匹林或氯吡格雷其中1种抗血小板药，不推荐常规长期应用阿司匹林联合氯吡格雷抗血小板治疗。目前对于非心源性栓塞性缺血性脑卒中患者，临床有指征短期双联使用抗血小板药的情况见表2-4。

表2-4　非心源性栓塞性缺血性脑卒中短期双联使用抗血小板药的指征

患者类型	双联抗血小板治疗推荐	长期抗血小板治疗推荐
发病在24小时内，具有脑卒中高复发风险（ABCD2评分≥4分）的急性非心源性TIA或未接受静脉溶栓的轻型缺血性脑卒中患者（NIHSS评分≤3分）	阿司匹林+氯吡格雷21天	此后单用阿司匹林或氯吡格雷其中1种抗血小板药
发病在30天内，有症状性颅内动脉严重狭窄（狭窄率为70%~99%）	阿司匹林+氯吡格雷90天	此后单用阿司匹林或氯吡格雷其中1种抗血小板药
支架植入术	术前：负荷剂量的阿司匹林300mg+氯吡格雷300mg；术后：阿司匹林+氯吡格雷1~3个月	此后长期口服阿司匹林或氯吡格雷其中1种抗血小板药

（二）心源性缺血性脑卒中的抗栓治疗

1. 心房颤动致心源性缺血性脑卒中的抗栓治疗　心房颤动是导致心源性栓塞的常见原因。所有发生过脑卒中事件的心房颤动患者均推荐进行长期口服抗凝治疗。口服抗凝血药主要分为两大类：一类是传统抗凝血药即维生素K拮抗剂华法林；另一类是新型口服抗凝血药即NOACs，包括达比加群、利伐沙班等。对伴有心房颤动（包括阵发性）的缺血性脑卒中或TIA患者，《中国缺血性脑卒中和短暂性脑缺血发作二级预防指南2014》和2019《中国脑血管病临床管理指南（节选版）——缺血性脑血管病临床管理》均推荐使用华法林(目标剂量维持 INR 在 2.0~3.0)或 NOACs 进行抗凝治疗,以预防再发的血栓栓塞事件,选择何种药物应结合个体化因素综合考虑。

对于伴有心房颤动的缺血性脑卒中或 TIA 患者,建议根据缺血的严重程度和出血性转化的风险选择抗凝时机。2019《中国脑血管病临床管理指南(节选版)——缺血性脑血管病临床管理》推荐的抗凝治疗启动时机:

(1)对于非大面积脑梗死和未合并其他出血风险的心源性栓塞患者,建议在 2 周内启动抗凝治疗;对于出血风险高,栓塞面积大或血压控制不良的患者,抗凝时间应延长到 2 周之后。

(2)抗凝的时机要考虑卒中病灶大小和严重程度,建议 TIA 后 1 日即可抗凝;非致残性的小面积梗死,应在 3 日后抗凝,中度面积梗死应在 6 日后使用;而大面积梗死应等待至少 2~3 周。

(3)对于大多数有心房颤动的急性缺血性脑卒中患者,在发病后 4~14 日内开始口服抗凝治疗是合理的。

2. 其他疾病致心源性缺血性脑卒中的抗栓治疗　除心房颤动外,瓣膜性疾病也能增加心源性栓塞导致的脑血管事件,急性心肌梗死尤其是大面积心肌梗死也可引发缺血性脑卒中。对于这些疾病合并缺血性脑卒中或 TIA 的患者,《中国缺血性脑卒中和短暂性脑缺血发作二级预防指南 2014》和 2019《中国脑血管病临床管理指南(节选版)——缺血性脑血管病临床管理》也推荐进行抗栓治疗,而且要注意权衡血栓形成和出血风险:①对于植入人工心脏瓣膜的缺血性脑卒中或 TIA 患者,推荐给予长期华法林口服抗凝治疗。②对于有风湿性二尖瓣病变但无心房颤动及其他危险因素(如颈动脉狭窄)的缺血性脑卒中或 TIA 患者,推荐给予华法林口服抗凝治疗(INR 目标范围为 2.0~3.0)。③伴有急性心肌梗死的缺血性脑卒中或 TIA 患者,影像学检查发现左室附壁血栓形成,推荐给予至少 3 个月的华法林口服抗凝治疗(INR 目标范围为 2.0~3.0);若无左室附壁血栓形成,但发现前壁无运动或异常运动,建议给予 3 个月的华法林口服抗凝治疗(INR 目标范围为 2.0~3.0)。

第四节　缺血性脑卒中常用治疗药物

一、抗血小板药

非心源性缺血性脑卒中常用的抗血小板药阿司匹林、氯吡格雷以及中国指南推荐的替代药物双嘧达莫、西洛他唑的药物特点、说明书适应证和禁忌证见表 2-5。其中,氯吡格雷的说明书适应证是用于近期缺血性脑卒中患者(从 7 天到小于 6 个月),而国内外临床指南均推荐氯吡格雷可用于急性缺血性脑卒中治疗(7 天内)和缺血性脑卒中二级预防的长期治疗(>6 个月),存在超说明书使用情况但用药合理,处方审核时建议根据指南推荐审核而不能只依据说明书。

表 2-5　非心源性缺血性脑卒中常用的抗血小板药

药物名称	药物特点	说明书适应证	禁忌证	超说明书用药
阿司匹林	环氧合酶抑制剂,抑制血小板血栓素 A_2 的生成	1. 脑卒中的二级预防 2. 降低短暂性脑缺血发作(TIA)及其继发脑卒中的风险	1. 对本品过敏 2. 非甾体抗炎药致哮喘史 3. 急性胃肠道溃疡 4. 出血体质 5. 严重的心力衰竭等	
氯吡格雷	前体药物,通过 CYP450 酶代谢生成活性代谢物,活性代谢产物抑制 ADP 与血小板 P2Y12 受体的结合,从而抑制血小板聚集	1. 近期心肌梗死患者(从几天到小于 35 天) 2. 近期缺血性脑卒中患者(从 7 天到小于 6 个月) 3. 确诊外周动脉性疾病患者 4. 急性冠脉综合征患者	1. 对本品过敏 2. 严重的肝脏损害 3. 活动性病理性出血	1. 急性缺血性脑卒中治疗(7 天内) 2. 缺血性脑卒中二级预防治疗(>6 个月)
双嘧达莫	1. 抗血栓形成:抑制血小板聚集,高浓度可抑制血小板释放 2. 血管扩张作用	抗血小板聚集,预防血栓形成	过敏患者	
西洛他唑	磷酸二酯酶抑制剂,通过对 PDE Ⅲ 的抑制,抑制血小板聚集和舒张血管	1. 改善由慢性动脉闭塞症引起的缺血性症状 2. 预防脑梗死复发	1. 出血患者 2. 充血性心力衰竭患者 3. 妊娠或有可能妊娠的妇女	

二、抗凝血药

心源性栓塞性缺血性脑卒中《中国心源性卒中防治指南(2019)》推荐根据

CHA_2DS_2-VASc 评分,如果男性评分 ≥ 2 分、女性评分 ≥ 3 分推荐抗凝治疗。常用的口服抗凝血药有华法林、达比加群、利伐沙班等。传统口服抗凝血药华法林的适应证最为广泛,心房颤动、心脏瓣膜疾病或人工瓣膜置换术后均可使用,但华法林抗凝作用的影响因素很多,包括基因多态性、年龄、性别、种族、身高、体重、病理生理状况、合用药物、饮食等,因此,需要经常监测凝血指标,通过国际标准化比值(INR)来调整剂量。新型口服抗凝血药达比加群、利伐沙班抗凝作用的影响因素较少,不需经常监测凝血指标,但禁用于人工机械瓣置换的患者。心源性栓塞性缺血性脑卒中常用的抗凝血药见表2-6。

表2-6　心源性栓塞性缺血性脑卒中常用的抗凝血药

药物名称	药物特点	说明书适应证	禁忌证
华法林	抗凝血药,抑制维生素K依赖的凝血因子Ⅱ、Ⅶ、Ⅸ及Ⅹ的合成	1. 预防及治疗深静脉血栓及肺栓塞 2. 预防心肌梗死后血栓栓塞并发症(卒中或体循环栓塞) 3. 预防心房颤动、心脏瓣膜疾病或人工瓣膜置换术后引起的血栓栓塞并发症	1. 孕妇 2. 出血倾向 3. 未经治疗或不能控制的高血压 4. 严重的肝功能损害及肝硬化 5. 活动性溃疡 6. 近期手术
达比加群酯	直接凝血酶抑制剂	预防成人非瓣膜性心房颤动患者的卒中和全身性栓塞	1. 重度肾功能不全 2. 显著的活动性出血 3. 大出血显著风险的病变或状况 4. 联合应用其他抗凝血药,治疗转换除外 5. 联合使用环孢素、伊曲康唑、他克莫司和决奈达隆 6. 有预期会影响存活时间的肝功能不全或肝病 7. 人工机械瓣
利伐沙班	Ⅹa因子抑制剂	1. 成人择期髋关节或膝关节置换手术 2. 治疗成人深静脉血栓形成 3. 具有一种或多种危险因素的非瓣膜性心房颤动成年患者,以降低卒中和全身性栓塞的风险	1. 明显活动性出血的患者 2. 大出血显著风险的病灶或病情 3. 联合应用其他抗凝血药,药物转换除外 4. 伴有凝血功能异常和临床相关出血风险的肝病 5. 孕妇及哺乳期妇女

三、他汀类药物

临床常用的他汀类药物有阿托伐他汀、瑞舒伐他汀、辛伐他汀、普伐他汀、氟伐他汀等。缺血性脑卒中常用强效他汀类药物阿托伐他汀和瑞舒伐他汀,这两种他汀类药物在缺血性脑卒治疗中的循证医学证据较充分。在众多他汀类药物中,仅阿托伐他汀的说明书适应证涵盖了缺血性脑卒中(缺血性脑卒中曾归在冠心病等危症中),而其他他汀类药物的说明书均未批准其用于缺血性脑卒中,但国内外脑卒中指南均推荐他汀类药物用于缺血性脑卒中急性期和二级预防,因此,处方审核时不建议判其不合理。他汀类药物的说明书适应证、禁忌证和超说明书用药情况见表2-7。

表 2-7　缺血性脑卒中常用的他汀类药物

药物名称	说明书适应证	禁忌证	超说明书用药
阿托伐他汀	1. 高胆固醇血症 2. 冠心病或冠心病等危症	1. 活动性肝病 2. 孕妇、哺乳期妇女	
瑞舒伐他汀	1. 原发性高胆固醇血症或混合型血脂异常症 2. 纯合子家族性高胆固醇血症	1. 活动性肝病 2. 严重肾功能损害 3. 肌病 4. 同时使用环孢素的患者 5. 妊娠期间、哺乳期间以及有可能怀孕的妇女	缺血性脑卒中
辛伐他汀	1. 高胆固醇血症 2. 冠心病二级预防	1. 活动性肝炎或无法解释的持续血清氨基转移酶升高 2. 孕妇、哺乳期妇女	缺血性脑卒中
普伐他汀	1. 高脂血症 2. 家族性高胆固醇血症	对本品或本品中的任何成分有过敏症状既往史的患者	缺血性脑卒中
氟伐他汀	原发性高胆固醇血症和原发性混合型血脂异常	1. 活动性肝病或持续的不能解释的氨基转移酶升高 2. 严重肾功能不全的患者 3. 孕妇和哺乳期妇女以及未采取可靠避孕措施的育龄妇女	缺血性脑卒中

四、改善脑循环药物及神经保护剂

目前《中国急性缺血性脑卒中诊治指南 2018》推荐的有循证医学证据支持的改善脑循环药物及神经保护剂包括丁苯酞、尤瑞克林、依达拉奉。丁苯酞有注射和口服 2 种剂型,尤瑞克林和依达拉奉只有注射剂型。这几种药物的注射剂主要用于缺血性脑卒中急性期。上述 3 种药物的药物特点、说明书适应证、禁忌证和使用注意事项见表 2-8。

表 2-8　缺血性脑卒中常用的改善脑循环药物及神经保护剂

药物名称	药物特点	说明书适应证	禁忌证	注意事项
丁苯酞	改善脑微循环和血流量,促进神经功能恢复	急性缺血性脑卒中	1. 对本品过敏者 2. 有严重出血倾向者	1. PVC 输液器明显吸附,故注射剂仅允许使用 PE 输液器 2. 羟丙基 - β - 环糊精通过肾小球滤过清除,因此,肌酐清除率 <30ml/min 的患者慎用 3. 胶囊应餐前空腹服
尤瑞克林	脑血管扩张药:人尿液中提取的蛋白水解酶,将激肽原转化为激肽和血管舒张素	轻至中度急性血栓性脑梗死	脑出血及其他出血性疾病的急性期	1. 可能发生血压急剧下降,滴注时速度不宜过快,需密切观察血压,出现血压明显下降应立即停止输注,并给予升压处理 2. 与 ACEI 存在协同降压作用,应禁止联用 3. 本品溶解后应立即使用
依达拉奉	自由基清除剂	改善急性脑梗死所致的神经症状、日常生活活动能力和功能障碍	1. 重度肾衰竭患者 2. 对本品过敏者	1. 与头孢唑林、哌拉西林、头孢替安等抗生素合用时,有致肾衰竭加重的可能性 2. 原则上必须用生理盐水稀释,30 分钟内滴完 3. 不可和高能量输液、氨基酸制剂混合或由同一通道静脉滴注 4. 勿与抗癫痫药(地西泮、苯妥英钠等)或坎利酸钾混合(产生混浊)

五、脱水药 / 降颅内压药

《中国急性缺血性脑卒中诊治指南 2018》推荐的治疗脑水肿、降低颅内压的药物包括甘露醇、甘油果糖、呋塞米等。甘露醇是目前脱水治疗的最重要且应用最广泛的药物,用于降颅内压和脑水肿的剂量为 0.25~2g/(kg·d)。甘露醇的不良反应有水和电解质紊乱、寒战、发热、过敏、外渗致组织水肿、皮肤坏死、渗透性肾病(又称甘露醇肾病,主要见于大剂量快速静脉滴注时)等。甘露醇说明书注明颅内活动性出血者禁用,但要注意脑出血患者来医院就诊时并不一定处于活动性出血期,而且国内外脑出血指南均推荐首选甘露醇治疗脑水肿、降低颅内压。严重脑水肿患者如果不及时处理易形成脑疝,甚至可危及生命,因此,脑出血患者临床在使用甘露醇时应权衡获益和风险。如果认为患者诊断脑出血,处方开具甘露醇都是不合理处方,这样未免有失偏颇,建议结合患者具体病情进行判断。甘油果糖的脱水作用温和、无反跳,但起效慢、脱水力弱,常与甘露醇合用。呋塞米通过利尿作用脱水,提高血浆渗透压,减轻脑水肿和降低颅内压,可作为甘露醇脱水治疗的补充,或与其联合应用。甘露醇、甘油果糖、呋塞米 3 种降颅内压药的药物特点、说明书适应证和禁忌证见表2-9。

表 2-9　缺血性脑卒中常用的脱水药 / 降颅内压药

药物名称	药物特点	说明书适应证	禁忌证
甘露醇	组织脱水药:提高血浆渗透压,致组织内的水分进入血管,从而减轻组织水肿,降低眼压、颅内压和脑脊液容量及其压力	1. 组织脱水药,治疗脑水肿,降低颅内压,降低眼压 2. 渗透性利尿药 3. 辅助性利尿措施治疗肾病综合征、肝硬化腹水 4. 对某些药物逾量或毒物中毒,本药可促进排泄,防止肾毒性	1. 已确诊为急性肾小管坏死的无尿患者 2. 严重失水者 3. 颅内活动性出血者,颅内手术时除外 4. 急性肺水肿或严重肺淤血
甘油果糖	高渗透性脱水,降低颅内压作用起效较缓,持续时间较长	脑血管疾病、脑外伤、脑肿瘤、颅内炎症及其他原因引起的急、慢性颅内压增高和脑水肿等症	1. 遗传性果糖不耐症 2. 高钠血症、无尿和严重脱水者
呋塞米	袢利尿药;强效利尿药	1. 水肿性疾病:与其他药物合用治疗急性脑水肿等 2. 高血压 3. 预防急性肾衰竭 4. 高钾血症及高钙血症、稀释性低钠血症 5. 抗利尿激素分泌过多症 6. 急性药物、毒物中毒	

第五节 常见处方审核案例详解

一、适应证不适宜

案例 1
【处方描述】

性别:女 年龄:39 岁

临床诊断:大脑动脉粥样硬化闭塞脑梗死;高脂血症。

处方内容:

华法林钠片	1.5mg	q.d.	p.o.
阿托伐他汀钙片	20mg	q.d.	p.o.

【处方问题】适应证不适宜:大脑动脉粥样硬化闭塞脑梗死使用华法林预防血栓形成不适宜。

【机制分析】粥样硬化斑块分为易损斑块和稳定斑块 2 种类型。目前认为易损斑块破裂是动脉粥样硬化导致血栓栓塞事件的重要原因。斑块破裂导致血管胶原暴露,血小板黏附于胶原表面被胶原激活后发生肿胀和变形,随后释放血小板颗粒,再从颗粒中释放出 ADP、血小板第 Ⅳ 因子、血栓素 A_2、5-HT 等物质,使血液中的血小板不断在局部黏附和聚集,并随着内源性和外源性凝血途径的启动,凝血酶将纤维蛋白原转变为纤维蛋白,后者与受损内膜基质中的纤维连接蛋白结合,使黏附的血小板堆固定于受损的内膜表面,形成不可逆性的血小板血栓。动脉粥样硬化血管内皮损伤及血小板激活并在受损的内皮上黏附和聚集是动脉血栓形成的基础。

血栓可以分为红色的红细胞纤维蛋白血栓和白色的血小板纤维蛋白血栓。红色血栓使用抗凝药,如肝素、华法林、Ⅹa 因子抑制剂、直接凝血酶抑制剂进行治疗;预防白色血栓形成通常使用抗血小板药,如阿司匹林、氯吡格雷、双嘧达莫、西洛他唑等。动脉血栓的构成以白色血栓为主,而白色血栓由血小板和纤维蛋白组成,其内不含红细胞,最常形成于异常的血管内皮表面,尤其是在快速血流处。

综上所述,大脑动脉粥样硬化闭塞脑梗死斑块破裂形成动脉血栓,而动脉血栓以白色血栓为主,因此,应采用抗血小板药而非抗凝血药预防血栓形成。《中国缺血性脑卒中和短暂性脑缺血发作二级预防指南 2014》也推荐,对非心源性栓塞性缺血性脑卒中或 TIA 患者,建议给予口服抗血小板药而非抗凝血药预防脑卒中复发及其他心血管事件的发生(Ⅰ级推荐,A 级证据);阿司匹林或氯吡格雷单药治疗均可以作为首选的抗血小板药(Ⅰ级推荐,A 级证据)。华法林为口服抗凝血药,适用于心源性栓塞性缺血性脑卒中的二级预防,而该患者为大脑动脉粥样硬化闭塞脑梗死,应使用抗血小板药进行二级预防而非华法林。因此,本处方属适应证不适宜。

【干预建议】建议停用华法林钠片,改用抗血小板药阿司匹林或氯吡格雷进行二级预防。

案例 2

【处方描述】

性别:女 年龄:56 岁

临床诊断:脑梗死后遗症。

处方内容:

0.9% 氯化钠注射液　　　　100ml

依达拉奉注射液　　　　30mg　　q.d.　　iv.gtt

【处方问题】适应证不适宜:脑梗死后遗症无指征使用依达拉奉。

【机制分析】依达拉奉是一种抗氧化剂和自由基清除剂,国内外的多个随机双盲安慰剂对照试验提示依达拉奉能改善急性脑梗死的功能结局并安全,还可改善接受阿替普酶静脉溶栓患者的早期神经功能。《日本脑卒中治疗指南 2015》指出,静脉注射依达拉奉(抗氧化药物)能有效改善脑梗死急性期(发病 72 小时以内)患者的预后,分层分析显示依达拉奉对发病 24 小时内的脑梗死患者疗效较好,因此,被批准在日本使用(级别 2,其中仅阿替普酶和阿司匹林的推荐级别是 1),且依达拉奉是该指南唯一推荐的神经保护剂。我国依达拉奉注射液说明书批准的适应证也是用于改善急性脑梗死所致的神经症状、日常生活活动能力和功能障碍,要求尽可能在发病后 24 小时内开始给药,疗程在 14 天以内。

脑梗死后遗症一般是指在脑梗死发病一年后还存在半身不遂或语言障碍或口眼㖞斜等症状。根据日本指南,结合我国开展的临床研究,依达拉奉在发生脑梗死的患者中越早使用越好,尽可能在发病后 24 小时内给药。患者诊断为脑梗死后遗症,发病已超过一年,不适宜使用依达拉奉注射液。因此,本处方属适应证不适宜。

【干预建议】建议停用依达拉奉注射液。

案例 3

【处方描述】

性别:男　年龄:63 岁

临床诊断:脑梗死后遗症。

处方内容:

阿司匹林肠溶片	100mg	q.d.	p.o.
阿托伐他汀钙片	20mg	q.n.	p.o.
0.9% 氯化钠注射液	100ml		
盐酸法舒地尔注射液	30mg	b.i.d.	iv.gtt

【处方问题】适应证不适宜:脑梗死后遗症无法舒地尔使用指征。

【机制分析】法舒地尔通过抑制蛋白磷酸化酶的 Rho 激酶,从而抑制肌球蛋白磷酸酶,并抑制磷酸化肌球蛋白轻链的脱磷酸化,最终抑制蛛网膜下腔出血引起的脑血管痉挛及脑缺血障碍。其药品说明书规定适应证为主要用于蛛网膜下腔出血术后的预防和改善治疗。本例为脑梗死后遗症患者,不宜使用法舒地尔,因此,本处方属适应证不适宜。

【干预建议】建议停用盐酸法舒地尔注射液。

案例 4

【处方描述】

性别:男　年龄:80 岁

临床诊断:缺血性脑卒中。

处方内容:

阿司匹林肠溶片	100mg	q.d.	p.o.
阿托伐他汀钙片	20mg	q.n.	p.o.
盐酸罂粟碱注射液	30mg	q.d.	i.v.

【处方问题】适应证不适宜:缺血性脑卒中无罂粟碱使用指征。

【机制分析】盐酸罂粟碱对内脏和血管平滑肌具有松弛作用,直接抑制平滑肌异常紧张和痉挛,尤其对平滑肌痉挛性收缩的抑制作用显著。说明书适应证为主要用于治疗脑、心及外周围血管痉挛所致的缺血,肾、胆或胃肠道等内脏痉挛。根据《中国急性缺血性脑卒中诊治指南 2018》,目前缺乏血管扩张药能改善缺血性脑卒中临床预后的大样本高质量随机对照试验证据,需要开展更多的临床试验,对于大多数缺血性脑卒中患者,不推荐扩血管治疗。该患者无使用血管扩张药盐酸罂粟碱注射液的指征,因此,本处方属适应证不适宜。

【干预建议】建议停用盐酸罂粟碱注射液。

二、遴选药品不适宜

案例 5
【处方描述】

性别:男　年龄:78 岁

临床诊断:脑梗死;急性胃溃疡。

处方内容:

药品	剂量	频次	途径
阿司匹林肠溶片	100mg	q.d.	p.o.
瑞舒伐他汀钙片	10mg	q.d.	p.o.
雷贝拉唑肠溶片	20mg	q.d.	p.o.

【处方问题】遴选药品不适宜:急性胃溃疡患者禁用阿司匹林。

【机制分析】阿司匹林是非心源性栓塞脑梗死二级预防首选的抗血小板药,如无禁忌证,对所有非心源性栓塞性缺血性脑卒中或 TIA 患者均应给予阿司匹林预防脑卒中复发及其他心血管事件的发生。而对于脑梗死合并消化性溃疡的患者,使用阿司匹林是禁忌的,因为阿司匹林会导致消化道不良反应,包括从轻微的消化不良到致命的消化性溃疡出血和穿孔。

阿司匹林致消化道损伤的机制包括局部作用以及全身作用。①局部作用:阿司匹林对消化道黏膜有直接刺激作用,可直接作用于胃黏膜的磷脂层,破坏胃黏膜的疏水保护屏障;在胃内崩解使白三烯等细胞毒性物质释放增多,进而刺激并损伤胃黏膜;也可损伤肠黏膜屏障;②全身作用:阿司匹林可使环氧合酶(COX)活性中心的丝氨酸乙酰化,抑制胃黏膜的 COX-1 和 COX-2 活性,导致前列腺素(PG)生成减少。PG 主要调控胃肠道血流和黏膜的功能。PG 生成减少是阿司匹林引起胃肠道黏膜损伤的主要原因。

使用抗血小板药易发生消化道损伤的人群包括 65 岁以上的老年人;有消化道出血、溃疡病史;有消化不良或有胃食管反流症状;双联抗血小板治疗的患者;合用华法林等抗凝血药的患者;合用非甾体抗炎药(NSAID)或糖皮质激素的患者;此外,还包括幽门螺杆菌(Hp)感染、吸烟、饮酒等。

患者为 78 岁老年男性,合并急性胃溃疡,使用阿司匹林进行二级预防,其导致消化道出血的风险大大增加。有研究报道,既往有消化道疾病病史的患者使用阿司匹林出现消化道损伤的风险明显增加,发生过消化性溃疡出血的患者其风险增加 13 倍。阿司匹林肠溶片说明书【禁忌】项下注明急性胃肠道溃疡或出血体质患者禁用,该患者诊断为急性胃溃疡,应避免使用阿司匹林。

综上所述,该患者不宜使用阿司匹林,因此,本处方属遴选药品不适宜,存在用药禁忌。

【干预建议】建议停用阿司匹林肠溶片,待患者急性胃溃疡治疗好转后再考虑恢复使用。

案例 6
【处方描述】

性别:女 年龄:65 岁
临床诊断:脑梗死;水杨酸过敏史。
处方内容:

阿司匹林肠溶片	100mg	q.d.	p.o.
阿托伐他汀钙片	20mg	q.n.	p.o.
0.9% 氯化钠注射液	100ml		
依达拉奉注射液	30mg	b.i.d.	iv.gtt

【处方问题】遴选药品不适宜:有水杨酸过敏史的患者禁用阿司匹林。

【机制分析】阿司匹林的化学名称为乙酰水杨酸,口服后经胃肠道完全吸收,并迅速降解为主要代谢产物水杨酸。该患者有水杨酸过敏史,服用阿司匹林后,其代谢产物水杨酸会导致患者过敏。阿司匹林肠溶片说明书【禁忌】项下也注明对阿司匹林或其他水杨酸盐过敏禁用阿司匹林肠溶片。该患者既往有水杨酸过敏史,不宜使用阿司匹林。因此,本处方属遴选药品不适宜。

【干预建议】建议停用阿司匹林肠溶片,改用氯吡格雷片抗血小板治疗。

案例 7
【处方描述】

性别:女 年龄:69 岁
临床诊断:脑梗死;过敏性鼻炎;吲哚美辛哮喘史。
处方内容:

阿司匹林肠溶片	100mg	q.d.	p.o.
阿托伐他汀钙片	20mg	q.n.	p.o.
丁苯酞软胶囊	200mg	t.i.d.	p.o.
氯雷他定片	10mg	q.d.	p.o.

【处方问题】遴选药品不适宜：非甾体抗炎药导致哮喘史禁用阿司匹林。

【机制分析】阿司匹林哮喘是指由阿司匹林引发的哮喘，是阿司匹林的一种常见不良反应。《阿司匹林在动脉粥样硬化性心血管疾病中的临床应用：中国专家共识（2016）》将服用阿司匹林数分钟或数小时后出现的支气管痉挛引起的剧烈哮喘发作称为阿司匹林哮喘，表现为服药后先出现鼻部卡他症状，继之出现哮喘，同时伴有黏膜充血、发绀、大汗淋漓、端坐呼吸、烦躁不安。从 2014 年起，全球哮喘防治倡议组织（GINA）在发布的《全球哮喘处理和预防策略》中，已将阿司匹林哮喘更名为阿司匹林引起的呼吸道疾病（aspirin-exacerbated respiratory disease, AERD）。

从现有的研究来看，AERD 的发生可能与花生四烯酸代谢失调有关。花生四烯酸经 COX-1 代谢途径可生成舒张支气管的前列腺素 PGE_2，经 5- 脂加氧酶代谢途径生成的半胱氨酰白三烯类则可强烈诱发支气管收缩、黏液分泌、鼻黏膜肿胀和气道水肿，吸引嗜酸性粒细胞进入气道。当患者使用非甾体抗炎药（NSAID）时，COX-1 途径被阻断，而 5- 脂加氧酶途径则正常工作，花生四烯酸代谢失调，最终导致患者 AERD 的发生。

阿司匹林和吲哚美辛均为 NSAID，患者有吲哚美辛哮喘史，使用阿司匹林可导致 AERD 的发生；且阿司匹林肠溶片说明书【禁忌】项下注明水杨酸盐或含水杨酸物质、非甾体抗炎药导致哮喘史的患者禁用阿司匹林肠溶片。该患者选用阿司匹林不适宜，因此，本处方属遴选药品不适宜。

【干预建议】建议停用阿司匹林肠溶片，改用氯吡格雷片抗血小板治疗。

案例 8
【处方描述】

性别：女 年龄：69 岁

临床诊断：脑梗死后遗症；消化性溃疡伴出血。

处方内容：

氯吡格雷片	75mg	q.d.	p.o.
阿托伐他汀钙片	20mg	q.n.	p.o.
0.9% 氯化钠注射液	100ml		
注射用泮托拉唑	40mg	b.i.d.	iv.gtt

【处方问题】遴选药品不适宜：氯吡格雷存在使用禁忌。

【机制分析】氯吡格雷为 ADP 受体拮抗剂，通过拮抗血小板膜上的 ADP 受体发挥抗血小板作用。氯吡格雷与阿司匹林一样,也可导致消化道损伤。与阿司匹林不同,ADP 受体拮抗剂并不直接损伤消化道黏膜,但可抑制血小板衍生的生长因子和血小板释放的血管内皮生长因子,从而阻碍新生血管生成和影响溃疡愈合。ADP 受体拮抗剂可加重已存在的胃肠道黏膜损伤,包括 NSAID 以及幽门螺杆菌(Hp)感染导致的消化道损伤。氯吡格雷片说明书【禁忌】项下注明活动性病理性出血,如消化性溃疡或颅内出血患者禁用。该患者诊断为消化性溃疡伴出血,使用氯吡格雷可加重该患者的消化道黏膜损伤,故不宜使用。因此,本处方属遴选药品不适宜。

【干预建议】患者存在消化性溃疡出血,建议停用氯吡格雷片,待出血稳定之后再考虑恢复抗血小板治疗。

案例9

【处方描述】

性别:男　年龄:56 岁

临床诊断:脑梗死(NIHSS 评分 3 分)。

处方内容:

替格瑞洛片	90mg	b.i.d.	p.o.
阿托伐他汀钙片	20mg	q.n.	p.o.

【处方问题】遴选药品不适宜:抗血小板药选用替格瑞洛不适宜。

【机制分析】替格瑞洛是一种环戊三唑嘧啶(CPTP)类化合物。替格瑞洛及其主要代谢产物能可逆性地与血小板 P2Y12ADP 受体相互作用,阻断信号传导和血小板活化。虽然替格瑞洛与阿司匹林、氯吡格雷一样,均为抗血小板聚集药,但目前的临床研究尚未证实替格瑞洛治疗轻型卒中优于阿司匹林,因此,《中国急性缺血性脑卒中诊治指南 2018》不推荐替格瑞洛代替阿司匹林用于轻型卒中的急性期治疗。替格瑞洛的安全性与阿司匹林相似,可考虑作为有使用阿司匹林禁忌证的替代药物(Ⅲ级推荐,B 级证据)。《中国缺血性脑卒中和短暂性脑缺血发作二级预防指南 2014》也未推荐该药用于缺血性脑卒中和短暂性脑缺血发作的二级预防。该患者没有阿司匹林和氯吡格雷使用禁忌,所以选用替格瑞洛抗血小板不适宜。因此,本处方属遴选药品不适宜。

【干预建议】建议停用替格瑞洛片,改用阿司匹林肠溶片或氯吡格雷片抗血小板治疗。

案例 10
【处方描述】

性别:男　年龄:63 岁
临床诊断:脑梗死;肌病。
处方内容:
阿司匹林肠溶片　　100mg　　q.d.　　p.o.
瑞舒伐他汀钙片　　10mg　　　q.n.　　p.o.

【处方问题】遴选药品不适宜:肌病患者禁用他汀类药物。

【机制分析】他汀类药物可引起肌病,严重时偶可致命。虽然该类药物的此种不良反应少见,但却直接影响患者的生活质量及预后,且可影响患者是否能长期坚持服用他汀类药物。他汀类药物肌毒性的确切机制还不清楚,可能的机制包括:①引起肌细胞线粒体内的辅酶 Q_{10} 缺乏,细胞代谢紊乱;②抑制甲羟戊酸通路的中间产物异戊烯类的生物合成,影响细胞内信号传导通路中的多种蛋白转录后修饰或激活;③抑制异戊烯焦磷酸的合成,影响硒代半胱氨酸 -tRNA 的异戊烯化,使硒蛋白的合成减少。既往服用降血脂药有肌痛病史或肌肉症状家族史以及治疗过程中出现无法解释的肌肉痉挛等是他汀类药物相关性肌病的易患因素。瑞舒伐他汀说明书【禁忌】项下明确规定肌病患者禁用瑞舒伐他汀,因此,本处方属遴选药品不适宜,存在用药禁忌。

【干预建议】建议停用瑞舒伐他汀钙片,待患者肌病治疗好转后再考虑恢复使用。

案例 11
【处方描述】

性别:女　年龄:68 岁
临床诊断:脑梗死;慢性肾脏病 4 期。
处方内容:
阿司匹林肠溶片　　100mg　　q.d.　　p.o.
瑞舒伐他汀钙片　　20mg　　　q.d.　　p.o.

【处方问题】遴选药品不适宜:严重肾功能不全患者禁用瑞舒伐他汀。

【机制分析】严重肾功能不全是他汀类药物相关性肌病(如横纹肌溶

解症)的易患因素之一,同时,他汀类药物所致的急性肾衰竭又常常与横纹肌溶解导致的急性肾小管坏死密切相关。严重肾功能不全患者发生横纹肌溶解的风险增大,发生横纹肌溶解又可导致急性肾衰竭,故瑞舒伐他汀说明书禁忌证指出严重肾功能损害患者(肌酐清除率 <30ml/min) 禁用。患者诊断为慢性肾脏病4期,肌酐清除率在 15~30ml/min,属于严重肾功能损害,不宜使用瑞舒伐他汀。因此,本处方属遴选药品不适宜,存在用药禁忌。

【干预建议】建议停用瑞舒伐他汀,改为阿托伐他汀,严重肾功能损害患者可以使用阿托伐他汀且不需调整剂量。

案例 12

【处方描述】

> 性别:女 年龄:75 岁
> 临床诊断:脑梗死后遗症;心房纤颤;主动脉瓣机械瓣置换术后。
> 处方内容:
> 瑞舒伐他汀钙片 20mg q.d. p.o.
> 达比加群酯胶囊 110mg b.i.d. p.o.

【处方问题】遴选药品不适宜:人工机械瓣患者禁用达比加群酯。

【机制分析】在 RE-ALIGN 试验中对采用双叶型人工机械心脏瓣膜的患者使用达比加群酯的安全性和有效性进行了评价。采用双叶型人工机械心脏瓣膜(最近植入或入组前植入超过3个月)的患者被随机分配到经剂量调整的华法林组或达比加群酯150、220和300mg 每日2次组。由于达比加群酯组比华法林组发生了更多的血栓栓塞事件(瓣膜血栓、卒中、短暂性脑缺血发作和心肌梗死)和更多的大出血事件(主要观察到由于血流动力学不稳定而需要干预的术后心包渗出),RE-ALIGN 试验提前终止。在双叶型机械瓣植入术后3天内使用达比加群酯的患者和入组前瓣膜植入超过3个月的患者中都观察到了出血和血栓栓塞事件,因此,采用人工机械心脏瓣膜的患者禁用达比加群酯。尚未对有其他瓣膜性心脏病(包括存在的生物心脏瓣膜)的心房颤动患者使用达比加群酯预防血栓事件进行研究,因此,在这些患者中说明书不推荐使用达比加群酯。

基于以上研究,权威指南明确指出直接凝血酶抑制剂达比加群不能用于机械心脏瓣膜的心房颤动患者。达比加群酯胶囊说明书也规定该药禁用于人工机械瓣。该患者诊断为心房纤颤,具有抗凝血药使用指征,但该患者同时诊断为主动脉瓣机械瓣置换术后,不宜选用达比加群抗凝。因此,本处方属遴选药品不适宜,存在用药禁忌。

【干预建议】建议停用达比加群酯胶囊,改用华法林片抗凝,INR 目标范围为 2.0~3.0。

案例 13

【处方描述】

性别:女　年龄:50 岁

临床诊断:心源性脑栓塞;二尖瓣置换术后(机械瓣)。

处方内容:

利伐沙班片　　15mg　q.d.　p.o.

【处方问题】遴选药品不适宜:利伐沙班不推荐用于人工机械瓣患者。

【机制分析】目前,尚未在使用人工心脏瓣膜的患者中研究利伐沙班的安全性和疗效。因此,没有数据支持利伐沙班 20mg(中度或重度肾功能损害患者的剂量为 15mg)可为这一患者人群提供充分的抗凝作用。说明书不推荐将利伐沙班应用于此类患者。欧洲心律协会《实践指导:房颤患者应用非维生素 K 拮抗剂口服抗凝药(2018)》指出,人工机械瓣是非维生素 K 拮抗剂口服抗凝血药的禁忌。利伐沙班为 X a 因子抑制剂,从而抑制凝血级联反应,达到抗凝作用,为非维生素 K 拮抗剂口服抗凝血药,不推荐用于人工机械瓣。该患者为二尖瓣置换术后(机械瓣),故不宜使用利伐沙班。因此,本处方属遴选药品不适宜。

【干预建议】建议停用利伐沙班片,改用华法林片抗凝。

案例 14

【处方描述】

性别:女　年龄:65 岁

临床诊断:脑梗死(急性期);慢性肾功能不全(CKD 4 期)。

处方内容:

阿司匹林肠溶片	100mg	q.d.	p.o.
阿托伐他汀钙片	20mg	q.n.	p.o.
0.9% 氯化钠注射液	100ml		
依达拉奉注射液	30mg	b.i.d.	iv.gtt

【处方问题】遴选药品不适宜：严重肾功能不全患者禁用依达拉奉。

【机制分析】依达拉奉为高选择性自由基清除剂，可通过抑制脂质过氧化反应，减轻花生四烯酸引起的脑水肿和细胞损伤，避免神经细胞坏死，同时还能防止血管内皮细胞损伤，发挥抗缺血作用，临床上广泛用于治疗急性脑梗死。国内外的多个随机双盲安慰剂对照试验提示依达拉奉能改善急性脑梗死的功能结局并安全，还可改善接受阿替普酶静脉溶栓患者的早期神经功能。《中国急性缺血性脑卒中诊治指南2018》推荐在临床实践中可根据具体情况个体化使用。但使用过程中需要关注药物的安全性，依达拉奉在临床应用的早期阶段曾因可致急性肾衰竭、粒细胞减少症、急性肺部疾病、横纹肌溶解以及肝炎受到日本厚生劳动省的安全警告。依达拉奉所致的肾损伤与患者的年龄及基础肾功能有关，高龄及基础肾功能较差者可能因药物代谢能力下降和对某些药物的敏感度增强而更易发生肾损伤。依达拉奉注射液说明书中提示轻至中度肾功能损害患者慎用，重度肾衰竭患者禁用。该患者已经诊断为慢性肾功能不全（CKD 4 期），肌酐清除率 15~30ml/min，属于重度肾功能损害，使用依达拉奉注射液不适宜。因此，本处方属遴选药品不适宜，存在用药禁忌。

【干预建议】建议停用依达拉奉注射液。

案例 15

【处方描述】

性别：女　年龄：79 岁，因"言语不清 2 小时"就诊，就诊时血压为 200/120mmHg

临床诊断：脑梗死。

处方内容：

0.9% 氯化钠注射液	250ml		
硝酸甘油注射液	2ml	q.d.	iv.gtt

【处方问题】遴选药品不适宜：急性脑梗死患者慎用硝酸甘油降压。

【机制分析】根据《中国急性缺血性脑卒中诊治指南2018》，缺血性脑卒中后 24 小时内血压升高的患者应谨慎处理。患者的血压持续升高，收缩压≥200mmHg，舒张压≥110mmHg 可予降压治疗，但应避免使用引起血压急剧下降的药物，防止发生更严重的缺血事件。另外，硝酸甘油有升高颅内压的作用，因此，禁用于颅内压增高的急性脑梗死患者。该患者的脑梗死面积虽尚未明确，暂时无法判断脑水肿情况，但也应尽量避免使用硝酸甘油、硝普钠这些既可引起血压急剧下降又可引起颅内压增高的药物。因此,本处方属遴选药品不适宜。

【干预建议】建议将硝酸甘油注射液改为拉贝洛尔注射液或尼卡地平注射液静脉给药缓慢降压,并严密观察血压变化。

案例 16
【处方描述】

性别:女　年龄:71 岁

临床诊断:脑梗死;抑郁发作。

处方内容:

阿司匹林肠溶片	100mg	q.d.	p.o.
阿托伐他汀钙片	20mg	q.n.	p.o.
氟桂利嗪胶囊	10mg	q.n.	p.o.
艾司西酞普兰片	10mg	q.d.	p.o.

【处方问题】遴选药品不适宜:抑郁障碍患者禁用氟桂利嗪。

【机制分析】氟桂利嗪为钙通道阻滞剂,国内说明书适应证为典型(有先兆)或非典型(无先兆)偏头痛的预防性治疗;由前庭功能紊乱引起的眩晕的对症治疗。若脑梗死造成前庭功能紊乱引起眩晕,可使用氟桂利嗪进行对症治疗。抑郁障碍及锥体外系症状为长期使用氟桂利嗪的较严重的不良反应。氟桂利嗪相关抑郁障碍以女性患者较常见。氟桂利嗪胶囊说明书【禁忌】项下明确注明有抑郁障碍病史的患者禁用,该患者诊断为抑郁发作,不宜使用氟桂利嗪胶囊。因此,本处方属遴选药品不适宜。

【干预建议】建议停用氟桂利嗪胶囊,存在用药禁忌。

案例 17
【处方描述】

性别:男　年龄:89 岁

临床诊断:脑出血后遗症;慢性肾功能不全(CKD 5 期)。

处方内容:

0.9% 氯化钠注射液	250ml		
奥拉西坦注射液	4g	q.d.	iv.gtt

【处方问题】遴选药品不适宜:严重肾功能不全患者禁用奥拉西坦。

【机制分析】奥拉西坦注射液主要用于脑损伤及其引起的神经功能缺失、记忆与智能障碍的治疗。奥拉西坦在体内广泛分布,在肝、肾中的分布浓度较高,主要通过肾脏代谢,48 小时内约 90% 以上的药物以原型从尿中排出,其说明书【禁忌】项下明确指出严重肾功能损害者禁用。患者慢性肾功能不全(CKD 5 期),GFR<15ml/min,该患者禁用奥拉西坦,因此,本处方属遴选药品不适宜,存在用药禁忌。

【干预建议】建议停用奥拉西坦注射液。

案例 18
【处方描述】

性别:男　年龄:56 岁

临床诊断:急性脑梗死;痛风急性发作期。

处方内容:

阿司匹林肠溶片	100mg	q.d.	p.o.
阿托伐他汀钙片	20mg	q.n.	p.o.
依托考昔片	60mg	q.d.	p.o.

【处方问题】遴选药品不适宜:脑血管疾病患者禁用依托考昔。

【机制分析】依托考昔是一种非甾体抗炎药,具有抗炎、镇痛和解热作用。依托考昔是选择性的环氧合酶 -2 抑制剂,可引起脑血管意外、癫痫大发作、颅内出血、椎管狭窄、蛛网膜下腔出血、晕厥、一过性缺血发作等神经系统不良反应。依托考昔片说明书【禁忌】项下注明脑血管疾病患者禁用依托考昔。该患者诊断为急性脑梗死,选用依托考昔片属于违反禁忌用药。因此,本处方属遴选药品不适宜。

【干预建议】建议停用依托考昔片,改用其他治疗急性痛风的药物,如非甾体抗炎药双氯芬酸钠或塞来昔布、秋水仙碱、糖皮质激素等。

案例 19
【处方描述】

性别:男　年龄:51 岁

临床诊断:急性脑梗死(心源性栓塞型);心房颤动;CKD 5 期。

处方内容:

利伐沙班片	15mg	q.d.	p.o.

【处方问题】遴选药品不适宜:终末期慢性肾病患者禁用利伐沙班。

【机制分析】对于 CHA_2DS_2-VASc 评分 ≥ 2 分的男性心房颤动患者,多国指南均推荐进行抗凝治疗,口服抗凝血药包括华法林、达比加群、利伐沙班、阿哌沙班和艾多沙班。该患者为男性,诊断为急性脑梗死,CHA_2DS_2-VASc 评分为 2 分,具有抗凝指征。但患者同时诊断为 CKD 5 期,对于终末期慢性肾脏病或正在透析的心房颤动患者,权威指南不推荐使用直接凝血酶抑制剂达比加群、Xa 因子抑制剂利伐沙班和艾多沙班,因为缺乏获益大于风险的临床试验证据。对于肾功能损害患者,利伐沙班说明书【注意事项】中也提示避免在肌酐清除率(CrCl)<15ml/min 的患者中使用利伐沙班,因为药物暴露量将升高。在使用利伐沙班期间如发生急性肾衰竭,则停用利伐沙班。综上所述,该患者诊断为 CKD 5 期,CrCl<15ml/min,不推荐使用利伐沙班。因此,本处方属遴选药品不适宜,存在用药禁忌。

【干预建议】权威指南推荐 CHA_2DS_2-VASc 评分 ≥ 2 分的男性,合并终末期慢性肾脏病的心房颤动患者,建议予华法林(INR 目标范围为 2.0~3.0)或阿哌沙班抗凝治疗。但目前中国与欧洲的指南以及 NMPA 批准的阿哌沙班说明书均未推荐 CrCl<15ml/min 的患者使用阿哌沙班,而严重肾功能损害患者可以使用华法林。因此,该患者建议停用利伐沙班片,改用华法林片进行抗凝治疗。

案例 20

【处方描述】

性别:女　年龄:75 岁

临床诊断:急性脑梗死(心源性栓塞型);心房颤动;CKD 4 期。

处方内容:

达比加群酯胶囊　　110mg　b.i.d.　p.o.

【处方问题】遴选药品不适宜:严重肾功能不全患者禁用达比加群酯。

【机制分析】对于 CHA_2DS_2-VASc 评分 ≥ 3 分的女性心房颤动患者,多国指南均推荐进行抗凝治疗,口服抗凝血药包括华法林、达比加群、利伐沙班、阿哌沙班和依度沙班。该患者为 75 岁女性,诊断为急性脑梗死,CHA_2DS_2-VASc 评分为 5 分,具有抗凝指征。

口服给予达比加群酯后,达比加群酯迅速且完全转化为达比加群,后者是其在血浆中的活性成分。达比加群主要以原型经尿液清除(85%),粪便排泄占给药剂量的 6%。严重肾功能不全影响达比加群在肾脏中的排泄,导致达比加群的体内暴露量增加,增加出血风险。在一项Ⅰ期临床研究中,与不伴有肾功能不全的志愿者相比,在中度肾功能不全(肌酐清除率为 30~50ml/min)的志愿者中口服达比加群酯后的达比加群暴露量(AUC)大约可增高 2.7 倍。与不伴有肾功能不全者相比,在少数伴有重度肾功能不全(肌酐清除率为 10~30ml/min)的志愿者中达比加群暴露量(AUC)可增高约 6 倍,半衰期大约延长 2 倍。故达比加群酯胶囊说明书【禁忌】项下注明重度肾功能不全(肌酐清除率 <30ml/min)患者禁用。

该患者诊断为 CKD 4 期,肌酐清除率 15~30ml/min,不推荐使用达比加群酯胶囊。因此,本处方属遴选药品不适宜,存在用药禁忌。

【干预建议】建议停用达比加群酯胶囊,改用华法林(INR 目标范围为 2.0~3.0)等进行抗凝治疗。

案例 21

【处方描述】

性别:男　年龄:50 岁,因突发右侧肢体乏力 6 小时入院
临床诊断:脑梗死(入院时血压为 150/95mmHg)。
处方内容:
阿司匹林肠溶片　　　100mg　q.d.　p.o.
苯磺酸氨氯地平片　　5mg　　q.d.　p.o.

【处方问题】遴选药品不适宜:降压药使用时机不适宜。

【机制分析】约 70% 的缺血性脑卒中患者急性期出现血压升高,原因主要包括病前存在高血压、疼痛、恶心呕吐、焦虑、躁动等。多数患者在卒中后 24 小时内血压自发降低。病情稳定而无颅内高压或其他严重并发症患者,24 小时后血压水平基本可反映其病前水平。根据《中国急性缺血性脑卒中诊治指南 2018》,缺血性脑卒中后 24 小时内血压升高的患者应谨慎处理,应先处理紧张焦虑、疼痛、恶心、呕吐及颅内压增高等情况。血压持续升高至收缩压 ≥ 200mmHg 或舒张压 ≥ 110mmHg,或伴有严重心功能不全、主动脉夹层、高血压脑病的患者可予降压治疗,并严密观察血压变化。卒中后病情稳定,若血压持续 ≥ 140/90mmHg,无禁忌证,可于起病数天后恢复使用发病前服用的降压药或开始启动降压治疗。

该患者入院时血压为 150/95mmHg,且未合并严重心功能不全、主动脉夹层等情况,可暂不降压,待卒中病情稳定之后启动降压治疗,以免造成脑组织低灌注,加重脑缺血。因此,本处方属遴选药品不适宜。

【干预建议】建议暂不予苯磺酸氨氯地平片降压治疗,待卒中病情稳定之后,若血压持续 ≥ 140/90mmHg,无降压禁忌证,可于起病数天后恢复使用发病前服用的降压药或开始启动降压治疗。

三、用法、用量不适宜

案例 22

【处方描述】

性别:女　年龄:76 岁

临床诊断:脑梗死。

处方内容:

阿司匹林肠溶片　　100mg　q.d.　p.o.

瑞舒伐他汀钙片　　40mg　　q.d.　p.o.

【处方问题】用法、用量不适宜:瑞舒伐他汀用量不适宜。

【机制分析】《中国缺血性脑卒中和短暂性脑缺血发作二级预防指南2014》推荐,对于非心源性缺血性脑卒中或 TIA 患者,无论是否伴有其他动脉粥样硬化证据,推荐予高强度他汀类药物长期治疗以减少脑卒中和心血管事件的风险(Ⅰ级推荐,A 级证据)。有证据表明,当 LDL-C 下降 ≥ 50%或 LDL ≤ 1.8mmoL/L(70mg/dl)时,二级预防更为有效(Ⅱ级推荐,B 级证据)。不同的他汀类药物降低 LDL 的幅度不同,每日剂量能使 LDL-C 降低≥ 50% 的他汀类药物称为高强度他汀类药物。在所有的他汀类药物中,只有阿托伐他汀 40~80mg/d 和瑞舒伐他汀 20mg/d 的剂量能达到高强度降低胆固醇的效果。但是,高强度他汀类药物治疗伴随着更高的肌病以及氨基转移酶上升的风险,而这在中国人群中更为突出。HPS2-THRIVE 研究表明使用中等强度他汀类药物治疗时,中国患者的肝脏不良反应发生率明显高于欧洲患者,氨基转移酶升高率(> 正常值上限 3 倍)超过欧洲患者10 倍,而肌病风险也高于欧洲人群 10 倍。因此,瑞舒伐他汀在国外说明书中的日剂量最大为 40mg,但是在国内说明书中其最大日剂量为 20mg,故处方中瑞舒伐他汀 40mg/d 属于超剂量给药。因此,本处方属用法、用量不适宜。

【干预建议】建议瑞舒伐他汀钙片的剂量由 40mg/d 减量至 20mg/d。

案例 23

【处方描述】

性别:女　年龄:66 岁

临床诊断:脑梗死;高血压 2 级(很高危组)。

处方内容:

辛伐他汀片　40mg　q.d.　p.o.

氨氯地平片　10mg　q.d.　p.o.

【处方问题】用法、用量不适宜:辛伐他汀用量不适宜。

【机制分析】氨氯地平为弱效 CYP3A 抑制剂,可能增加 CYP3A 底物的浓度。辛伐他汀主要经过 CYP3A4 代谢,辛伐他汀与氨氯地平合用会增加辛伐他汀的暴露量,从而导致辛伐他汀肌肉毒性发生风险增加。氨氯地平说明书【药物相互作用】中指出,服用氨氯地平的患者应将辛伐他汀的剂量限制在 20mg/d 以下。处方中的辛伐他汀日剂量为 40mg/d,超过了说明书中与氨氯地平合用时辛伐他汀的最大日剂量。因此,本处方属用法、用量不适宜。

【干预建议】建议将辛伐他汀片的日剂量控制在 20mg/d 以下,或者换用其他与氨氯地平相互作用较小的他汀类药物如瑞舒伐他汀等。

四、联合用药不适宜

案例 24

【处方描述】

性别:男　年龄:63 岁,因"左侧肢体无力 3 小时"入院

临床诊断:急性脑梗死。

处方内容:

0.9% 氯化钠注射液　100ml

注射用阿替普酶　50mg　q.d.　iv.gtt

阿司匹林肠溶片　100mg　q.d.　p.o.

【处方问题】联合用药不适宜:阿替普酶和阿司匹林联用不适宜。

【机制分析】阿替普酶(重组人组织型纤维蛋白溶酶原激活剂)是一种糖蛋白,可直接激活纤溶酶原转化为纤溶酶。当静脉给予时,阿替普酶在循环系统中表现出相对非活性状态。一旦与纤维蛋白结合,阿替普酶被激活,诱导纤

溶酶原转化为纤溶酶,导致纤维蛋白降解、血块溶解。根据《中国急性缺血性脑卒中诊治指南2018》,对缺血性脑卒中发病3小时内(Ⅰ级推荐,A级证据)和3~4.5小时(Ⅰ级推荐,B级证据)的患者,按照适应证、禁忌证和相对禁忌证严格筛选,尽快静脉给予阿替普酶溶栓治疗。使用方法为阿替普酶0.9mg/kg(最大剂量为90mg)静脉滴注,其中10%在最初1分钟内静脉推注,其余持续滴注1小时,用药期间及用药24小时内应严密监护患者。静脉溶栓最常见的不良反应就是出血,急性脑梗死患者使用阿替普酶静脉溶栓时常见颅内出血,如脑出血、脑血肿、卒中出血性转化、蛛网膜下腔出血等,其中症状性颅内出血是其主要的不良反应,发生率可达10%。因此,《中国急性缺血性脑卒中诊治指南2018》推荐对于溶栓治疗者,阿司匹林等抗血小板药应在溶栓24小时后开始使用(Ⅰ级推荐,B级证据);如果患者存在其他特殊情况(如合并疾病),在评估获益大于风险后可以考虑在阿替普酶静脉溶栓24小时内使用抗血小板药(Ⅲ级推荐,C级证据)。该患者没有需要紧急抗血小板治疗的情况,没有阿替普酶和阿司匹林联用的指征。因此,本处方属联合用药不适宜。

【干预建议】建议阿司匹林等抗血小板药在静脉溶栓之后24小时后给药,避免或减少出血不良反应的发生。

案例 25
【处方描述】

性别:男　年龄:63 岁
临床诊断:脑梗死后遗症。
处方内容:

阿司匹林肠溶片	100mg	q.d.	p.o.
氯吡格雷片	75mg	q.d.	p.o.
阿托伐他汀钙片	20mg	q.n.	p.o.

【处方问题】联合用药不适宜:脑梗死后遗症无阿司匹林与氯吡格雷联合用药指征。

【机制分析】阿司匹林与氯吡格雷均为抗血小板药,对于非心源性缺血性脑卒中或TIA患者,国内外指南均不推荐常规长期应用阿司匹林联合氯吡格雷抗血小板治疗。目前指南推荐的非心源性缺血性脑卒中或TIA患者临床有指征短期双联使用抗血小板药并能使患者获益的有以下几种情况:

(1)发病24小时内,具有脑卒中高复发风险(ABCD2评分≥4分)的急性非心源性TIA或未静脉溶栓的轻型缺血性脑卒中患者(NIHSS评分≤3分),

应尽早给予阿司匹林联合氯吡格雷治疗21天(Ⅰ级推荐,A级证据),但应严密观察出血风险,此后可单用阿司匹林或氯吡格雷作为缺血性脑卒中长期二级预防的一线用药。

(2)发病30天内伴有症状性颅内动脉严重狭窄(狭窄率为70%~99%)的缺血性脑卒中患者,应尽早给予阿司匹林联合氯吡格雷治疗90天,此后阿司匹林或氯吡格雷单用均可作为长期二级预防的一线用药。

(3)支架植入术后,阿司匹林与氯吡格雷联合使用1~3个月,此后长期口服阿司匹林或氯吡格雷其中1种抗血小板药。

脑梗死后遗症一般是指在脑梗死发病一年后还存在半身不遂或语言障碍或口眼㖞斜等症状。该患者诊断为脑梗死后遗症,未出现新发脑梗死病灶或者TIA症状,不具备以上可以短期双联使用抗血小板药的指征,因此,不建议双联抗血小板,以免增加出血风险。因此,本处方属联合用药不适宜。

【干预建议】单用阿司匹林肠溶片或者氯吡格雷片其中1种抗血小板药即可。

案例26

【处方描述】

性别:男　年龄:61岁

临床诊断:脑梗死;高血压。

处方内容:

阿司匹林肠溶片	100mg	q.d.	p.o.
阿托伐他汀钙片	20mg	q.n.	p.o.
福辛普利钠片	10mg	q.d.	p.o.
0.9%氯化钠注射液	100ml		
尤瑞克林粉针	0.15PNAU	q.d.	iv.gtt

【处方问题】联合用药不适宜:尤瑞克林与福辛普利不宜联用。

【机制分析】尤瑞克林是尿激肽原酶,作用于激肽释放酶 - 激肽系统,能将激肽原转化为激肽和血管舒张素。福辛普利为血管紧张素转换酶抑制药(ACEI),在体内转变成具有药理活性的福辛普利拉,后者能抑制血管紧张素转换酶(ACE),降低血管紧张素Ⅱ和醛固酮的浓度,使外周血管扩张、血管阻力降低,而产生降压效应;另外,ACE为激肽酶,能使激肽降解为无活性的代谢产物,ACEI通过抑制ACE,可以减少缓激肽的降解而增加缓激肽的水平,缓激肽具有血管扩张作用,因此,可降低血压。尤瑞克林与ACEI合用使体内的缓激肽浓度增加,有协同降血压作用,合并用药可能导致血压急剧下降,故尤瑞克林说明书注明禁止与 ACEI 联用。因此,本处方属尤瑞克林与福辛普利联合用药不适宜。

【干预建议】建议停用福辛普利钠片而改用其他类型的抗高血压药;或者停用尤瑞克林粉针。

案例 27
【处方描述】

性别:男　年龄:69 岁
临床诊断:脑梗死(心源性栓塞型);真菌感染。
处方内容:
达比加群酯胶囊　　110mg　b.i.d.　p.o.
伊曲康唑胶囊　　　100mg　b.i.d.　p.o.

【处方问题】联合用药不适宜:达比加群酯与伊曲康唑存在相互作用。

【机制分析】达比加群酯是外流转运体 P 糖蛋白(P-gp)底物,与强效 P-gp 抑制剂(如胺碘酮、维拉帕米、奎尼丁、伊曲康唑、决奈达隆和克拉霉素)联合使用会导致达比加群的血药浓度明显升高,从而易导致出血。达比加群酯说明书【禁忌】项下明确指出禁止联合使用环孢素、伊曲康唑、他克莫司和决奈达隆。达比加群酯与伊曲康唑不宜联合使用,因此,本处方属联合用药不适宜。

【干预建议】建议停用伊曲康唑胶囊,改用其他类型的抗真菌药;或者停用达比加群酯胶囊,由于利伐沙班和阿哌沙班是 CYP3A4 及 P-gp 底物,也不建议与伊曲康唑合用,因此,建议改用抗凝血药华法林并监测 INR 值。

案例 28
【处方描述】

性别:男　年龄:71 岁
临床诊断:脑梗死。
处方内容:
氯吡格雷片　　　　75mg　q.d.　p.o.
阿托伐他汀钙片　　20mg　q.n.　p.o.
奥美拉唑镁肠溶片　40mg　q.d.　p.o.

【处方问题】联合用药不适宜:氯吡格雷与奥美拉唑存在相互作用。

【机制分析】氯吡格雷片药品说明书载:"氯吡格雷部分通过 CYP2C19 代

谢为其活性代谢产物,服用抑制 CYP2C19 活性的药物可能降低氯吡格雷转化为活性代谢物的水平。因此,不推荐合并使用强效或中效 CYP2C19 抑制剂,包括奥美拉唑、艾司奥美拉唑等。研究表明,奥美拉唑 80mg 每日 1 次,与氯吡格雷同服或间隔 12 小时服用,均使氯吡格雷活性代谢物的血药浓度下降 45%(负荷剂量)和 40%(维持剂量)。这种血药浓度下可导致血小板聚集抑制率分别降低 39%(负荷剂量)和 21%(维持剂量)。"本处方属氯吡格雷与奥美拉唑联合用药不适宜。

【干预建议】建议停用奥美拉唑镁肠溶片;如需使用,可更换为对 CYP2C19 活性影响较小的 PPI 如泮托拉唑肠溶片。

案例 29

【处方描述】

性别:女　年龄:74 岁
临床诊断:脑梗死;原发性高血压。
处方内容:

阿司匹林肠溶片	100mg	q.d.	p.o.
阿托伐他汀钙片	40mg	q.d.	p.o.
氨氯地平阿托伐他汀钙片	5mg/20mg	q.d.	p.o.
氯沙坦钾片	100mg	q.d.	p.o.

【处方问题】联合用药不适宜中的重复用药:阿托伐他汀与氨氯地平阿托伐他汀重复用药。

【机制分析】处方中开具阿托伐他汀钙片为 40mg,氨氯地平阿托伐他汀钙片含有 20mg 阿托伐他汀钙,因此,每天患者服用的阿托伐他汀钙剂量为 60mg。60mg 阿托伐他汀降低胆固醇的强度为高强度(每日剂量可降低 LDL-C ≥ 50%)。在我国批准的他汀类药物中,只有阿托伐他汀(40~80mg)和瑞舒伐他汀(20mg)2 种他汀类药物的日剂量可达到高强度的降脂效果。其中阿托伐他汀 80mg 在我国使用经验不足,须谨慎使用。那 60mg 阿托伐他汀对于该患者是否是合理的选择? 从疗效上看,任何一种他汀类药物都存在"他汀类药物疗效 6% 效应",即剂量倍增时,LDL-C 进一步降低的幅度仅约 6%。他汀类药物剂量增倍,药费成比例增加,而降低 LDL-C 疗效的增加相对较小。从安全性看,他汀类药物相关性肌病风险与服用的他汀类药物剂量有关,高剂量的他汀类药物增加降脂效果的同时也增加他汀类药物相关性肌病的风险。而亚洲人群是他汀类药物相关性肌病的高风险人群,中国患者使用他汀类药物治疗时肌病风险高于欧洲人群 10 倍。

综上所述,无论是从疗效、安全性或者是经济学角度上看,处方中同时开具氨氯地平阿托伐他汀钙片以及阿托伐他汀钙片是不合理的,属于重复用药。因此,本处方属联合用药不适宜中的重复用药。

【干预建议】建议停用阿托伐他汀钙片或者氨氯地平阿托伐他汀钙片更换成氨氯地平片。

案例 30
【处方描述】

性别:男 年龄:83 岁

临床诊断:脑梗死。

处方内容:

氯吡格雷片	75mg	q.d.	p.o.
吡拉西坦片	0.8g	t.i.d.	p.o.
奥拉西坦胶囊	0.8g	t.i.d.	p.o.

【处方问题】联合用药不适宜中的重复用药:吡拉西坦与奥拉西坦的药理作用相似。

【机制分析】奥拉西坦为吡拉西坦的类似物,可改善阿尔茨海默病和记忆障碍症患者的记忆力和学习能力。脑梗死患者可伴有记忆障碍等症状,使用此类药物尚属合理,但吡拉西坦和奥拉西坦两者的药理作用相似,本处方同时使用吡拉西坦片和奥拉西坦胶囊,属于重复用药。因此,本处方属联合用药不适宜中的重复用药。

【干预建议】建议使用吡拉西坦片和奥拉西坦胶囊其中 1 种即可。

案例 31
【处方描述】

性别:女 年龄:59 岁

临床诊断:脑梗死。

处方内容:

阿托伐他汀钙片	20mg	q.d.	p.o.
阿司匹林肠溶片	100mg	q.d.	p.o.
辛伐他汀片	40mg	q.d.	p.o.

【处方问题】联合用药不适宜中的重复用药:辛伐他汀与阿托伐他汀的药理作用相同。

【机制分析】阿托伐他汀和辛伐他汀同属3-羟基-3-甲基戊二酰辅酶A (HMG-CoA)还原酶抑制剂,通过抑制肝脏内 HMG-CoA 还原酶抑制胆固醇的合成从而降低血浆胆固醇和脂蛋白水平。阿托伐他汀和辛伐他汀的作用机制相同,不建议联合应用,且两者联用可增加肌病等不良反应的发生风险,因此,本处方属联合用药不适宜中的重复用药。

【干预建议】建议使用阿托伐他汀钙片和辛伐他汀片其中1种他汀类药物即可。

案例 32
【处方描述】

性别:男　年龄:85 岁

临床诊断:脑梗死。

处方内容:

阿司匹林肠溶片	100mg	q.d.	p.o.
阿托伐他汀钙片	40mg	q.d.	p.o.
铝镁匹林片(Ⅱ)	1#	q.d.	p.o.

【处方问题】联合用药不适宜中的重复用药:铝镁匹林与阿司匹林重复用药。

【机制分析】铝镁匹林片(Ⅱ)为复方制剂,每片铝镁匹林片的成分包括阿司匹林81mg、重质碳酸镁22mg、甘羟铝11mg。本处方同时开具铝镁匹林片(Ⅱ)和阿司匹林肠溶片不适宜,属于重复用药。患者85岁,阿司匹林的日剂量为181mg,会增加出血风险。因此,本处方属联合用药不适宜中的重复用药。

【干预建议】建议使用铝镁匹林片(Ⅱ)和阿司匹林肠溶片其中1种即可。

案例 33
【处方描述】

性别:男　年龄:92 岁

临床诊断:脑梗死。

处方内容:

阿司匹林肠溶片	100mg	q.d.	p.o.
阿托伐他汀钙片	20mg	q.d.	p.o.
血脂康胶囊	600mg	b.i.d.	p.o.

【处方问题】联合用药不适宜中的重复用药：阿托伐他汀与血脂康胶囊重复用药。

【机制分析】血脂康胶囊系通过现代 GMP 标准工艺，由特制红曲加入稻米生物发酵精制而成。血脂康胶囊虽被归入调脂中药，但其主要成分为 13 种天然复合他汀类，系无晶型结构的洛伐他汀及其同类物，因此，调脂机制与他汀类药物类似。血脂康胶囊与阿托伐他汀钙片为同类调血脂药，两者联用属于重复用药。因此，本处方属联合用药不适宜中的重复用药。

【干预建议】建议停用血脂康胶囊或阿托伐他汀钙片，使用其中 1 种调血脂药即可。若需更强的调脂效果，建议阿托伐他汀钙片加量，或联用依折麦布。

五、存在配伍禁忌

案例 34
【处方描述】

性别：男　年龄：40 岁
临床诊断：脑出血。
处方内容：
甘露醇注射液　　　　　　　125ml
地塞米松磷酸钠注射液　　5mg　　q.12h.　iv.gtt

【处方问题】存在配伍禁忌：甘露醇与地塞米松存在配伍禁忌。

【机制分析】甘露醇是一种在动植物中发现的天然糖醇，是甘露糖的六元醇及山梨醇的同分异构体。甘露醇在水中的溶解度（25℃）为 1∶5.5，即约 15% 即为饱和溶液，故甘露醇注射液（含 20% 甘露醇）为一过饱和溶液。一般情况下若温度不是很低，不易析出结晶，室温低于 15℃时贮存易析出结晶。如有结晶析出，可加温到 37℃使之完全溶解后应用。地塞米松磷酸钠注射液为地塞米松的磷酸酯二钠盐注射液，与过饱和的 20% 甘露醇注射液混合可使甘露醇发生盐析反应。为防止甘露醇与地塞米松发生盐析、产生结晶，甘露醇注射液宜单独滴注。本处方属存在配伍禁忌。

【干预建议】建议甘露醇注射液单独静脉滴注给药，如需使用地塞米松磷酸钠注射液，建议单独静脉注射。

案例 35
【处方描述】

性别:男　年龄:69 岁

临床诊断:脑梗死。

处方内容:

阿司匹林肠溶片	100mg	q.d.	p.o.
阿托伐他汀钙片	40mg	q.d.	p.o.
20% 甘露醇注射液	250ml	q.d.	iv.gtt
10% 氯化钾注射液	5ml		

【处方问题】存在配伍禁忌:甘露醇与氯化钾存在配伍禁忌。

【机制分析】甘露醇是一种在动植物中发现的天然糖醇,是甘露糖的六元醇及山梨醇的同分异构体。甘露醇在水中的溶解度(25℃)为1:5.5,即约15%即为饱和溶液,故甘露醇注射液(含20%甘露醇)为一过饱和溶液。《临床静脉用药调配与使用指南》指出,甘露醇注射液为过饱和溶液,应单独滴注,当加入电解质如氯化钾,甘露醇可发生盐析产生结晶。因此,本处方属存在配伍禁忌。

【干预建议】建议将甘露醇注射液和氯化钾注射液分开静脉滴注。

六、溶媒选择不适宜

案例 36
【处方描述】

性别:女　年龄:75 岁

临床诊断:脑梗死。

处方内容:

阿司匹林肠溶片	100mg	q.d.	p.o.
阿托伐他汀钙片	20mg	q.n.	p.o.
5% 葡萄糖注射液	100ml	b.i.d.	iv.gtt
依达拉奉注射液	30mg		

【处方问题】溶媒选择不适宜:依达拉奉选择葡萄糖注射液作溶媒不适宜。

【机制分析】依达拉奉是自由基清除剂,与各种含有糖分的输液混合时可使依达拉奉的浓度降低,因此,依达拉奉注射液说明书规定原则上只能用0.9%氯化钠注射液配制。本处方使用5%葡萄糖注射液作溶媒不适宜,因此,本处方属溶媒选择不适宜。

【干预建议】建议改用0.9%氯化钠注射液100ml作溶媒来配制依达拉奉注射液。

案例 37

【处方描述】

性别:男　年龄:75 岁
临床诊断:脑梗死。
处方内容:
果糖注射液　　250ml　q.d.　iv.gtt
疏血通针　　　6ml　　q.d.　iv.gtt

【处方问题】溶媒选择不适宜:疏血通使用果糖注射液作溶媒不适宜。

【机制分析】疏血通说明书用法、用量为加于5%葡萄糖注射液或0.9%氯化钠注射液250~500ml中缓缓滴入。果糖注射液一般用于烧创伤、术后及感染等胰岛素抵抗状态下或不适宜使用葡萄糖时的患者的补液治疗,遗传性果糖不耐受症、痛风和高尿酸血症患者禁用。该患者无果糖相关适应证。疏血通为中药注射剂,成分复杂,应严格按照说明书选择溶媒,避免形成不溶性微粒。综上所述,处方中选择果糖注射液作为溶媒不适宜。另外,果糖注射液的价格明显高于5%葡萄糖注射液和0.9%氯化钠注射液,从经济学角度考虑也不适宜选用。因此,本处方属溶媒选择不适宜。

【干预建议】建议停用果糖注射液,改用说明书规定的5%葡萄糖注射液或0.9%氯化钠注射液作溶媒。

案例 38

【处方描述】

性别:女　年龄:75 岁
临床诊断:脑梗死。
处方内容:
0.9%氯化钠注射液　　500ml　b.i.d.　iv.gtt
依达拉奉注射液　　　30mg　b.i.d.　iv.gtt

【处方问题】溶媒选择不适宜：依达拉奉使用 500ml 0.9% 氯化钠注射液作溶媒不适宜。

【机制分析】依达拉奉的药动学参数为参照国外文献报道，健康成年男性受试者（5 例）和 65 岁以上的健康老年受试者（5 例）以 0.5mg/kg 的剂量一日 2 次，每次 30 分钟内静脉滴注，连续给药 2 天后，血浆中的药物浓度变化和以起始给药时的血浆药物浓度变化所求得的参数。因此，依达拉奉注射液说明书中规定输液在 30 分钟内滴完，主要是为了保持有效血药浓度。本处方使用 0.9% 氯化钠注射液 500ml 作溶媒，30 分钟内无法静脉滴注完。因此，本处方属溶媒选择不适宜。

【干预建议】建议溶媒改用 0.9% 氯化钠注射液 100ml 配制依达拉奉注射液。

第六节 小　　结

缺血性脑卒中（脑梗死）处方审核需要注意以下几点：

1. 处方用药是否有相关适应证　如法舒地尔用于脑梗死后遗症患者无相关适应证；非心源性栓塞的缺血性脑卒中患者选用华法林或者新型口服抗凝剂等抗凝血药，其用药与诊断不相符。

2. 遴选药物是否适宜　一是审核是否存在用药禁忌，如急性胃溃疡或非甾体药物哮喘史患者禁止选用阿司匹林；机械瓣置换术后的缺血性脑卒中患者禁止选择新型口服抗凝血药进行二级预防；肌病患者禁止选用他汀类药物；颅内压高的缺血性脑卒中患者若收缩压 >200mmHg 不宜选用硝普钠、硝酸甘油静脉降压等。二是关注特殊人群的用药，如重度肾功能不全患者不宜选择瑞舒伐他汀；依达拉奉有引起急性肾衰竭的不良反应，重度肾功能不全患者不宜选用依达拉奉等。三是注意药物使用时机，如依达拉奉、尤瑞克林和丁苯酞注射液应在脑梗死急性期使用；急性脑梗死患者急性期血压升高，除非有紧急降压指征，否则若收缩压未持续 ≥ 200mmHg 或舒张压 ≥ 110mmHg，不建议在急性期降压，以免加重脑组织缺血。

3. 药物的用法、用量是否合理　如瑞舒伐他汀在国外批准 40mg/d 的剂量，但是在国内说明书中其最大日剂量为 20mg，国内并没有批准 40mg/d 的剂量，使用时需注意用量的问题；辛伐他汀和氨氯地平都经过 CYP3A4 代谢，氨氯地平会导致辛伐他汀的浓度增高，增加横纹肌溶解风险，两者联用时辛伐他汀的剂量不宜超过 20mg/d。对于有些药物超说明书用法、用量，应注意审核有无超说明书用药申请和知情同意。

4. 溶媒选择是否适宜　注意溶媒使用品种是否合适及使用的溶媒量是否

合适,如依达拉奉不宜选用 5% 葡萄糖注射液作溶媒,且常规剂量下使用的溶媒量不宜超过 100ml,否则 30 分钟内难以静脉滴注完成。

5. 处方用药是否存在配伍禁忌　如甘露醇为过饱和溶液,如加入电解质或者与地塞米松同瓶滴注会发生盐析、产生结晶。

6. 药物间相互作用　如 ACEI 禁止与尤瑞克林联合使用;达比加群酯禁止与伊曲康唑、环孢素、决奈达隆联合使用;辛伐他汀应避免与伊曲康唑、克拉霉素同时使用等。

7. 是否存在重复用药　如氨氯地平阿托伐他汀钙片与阿托伐他汀钙片联用、铝镁匹林片与阿司匹林肠溶片联用、血脂康胶囊和他汀类药物联用等。

(张晓娟　吴巧利)

参考文献

[1] 贾建平, 陈生弟. 神经病学. 8 版. 北京: 人民卫生出版社, 2018.

[2] GBD 2016 Neurology Collaborators. Global, regional, and national burden of neurological disorders, 1990-2016: a systematic analysis for the Global Burden of Disease Study 2016. Lancet Neurol, 2019, 18(5): 459-480.

[3] GBD 2016 Stroke Collaborators. Global, regional, and national burden of stroke, 1990-2016: a systematic analysis for the Global Burden of Disease Study 2016. Lancet Neurol, 2019, 18(5): 439-458.

[4]《中国脑卒中防治报告 2019》编写组.《中国脑卒中防治报告 2019》概要. 中国脑血管病杂志, 2020, 17 (5): 272-281.

[5] 国家卫生健康委员会. 2018 中国卫生健康统计年鉴. 北京: 中国协和医科大学出版社, 2018.

[6] 中华医学会神经病学分会, 中华医学会神经病学分会脑血管疾病学组. 中国急性缺血性脑卒中诊治指南 2018. 中华神经科杂志, 2018, 51 (9): 666-682.

[7] 中华医学会神经病学分会, 中华医学会神经病学分会脑血管病学组. 中国缺血性脑卒中和短暂性脑缺血发作二级预防指南 2014. 中华神经科杂志, 2015, 48 (4): 258-273.

[8] 中国卒中学会, 中国卒中学会神经介入分会, 中华预防医学会卒中预防与控制专业委员会介入学组. 急性缺血性卒中血管内治疗中国指南 2018. 中国卒中杂志, 2018, 13 (7): 706-729.

[9] POWERS W J, RABINSTEIN A A, ACKERSON T, et al. 2018 guidelines for the early management of patients with acute ischemic stroke: a guideline for healthcare professionals from the American Heart Association/American Stroke Association. Stroke, 2018, 49 (3): e46-e110.

[10] 刘丽萍, 陈玮琪, 段婉莹, 等. 中国脑血管病临床管理指南 (节选版)——缺血性脑血管病临床管理. 中国卒中杂志, 2019, 14 (7): 709-726.

第三章
帕金森病处方审核案例详解

第一节　帕金森病概述

　　帕金森病(Parkinson disease,PD)是一种常见的中老年神经系统退行性疾病。GBD 数据显示,2016 年全球约 610 万帕金森病患者,而 1990 年只有 250 万名患者,这一增长不仅仅是由于老年人数量的增加,还因为这期间年龄标化患病率增加了 21.7%。我国 65 岁以上人群的总体患病率为 1 700/10 万,据此估算,我国帕金森病患者有 260 万例,到 2030 年估计可达到 500 万例。

　　帕金森病的临床表现包括①运动症状:静止性震颤、肌强直、动作迟缓、姿势平衡障碍,这也是 PD 的主要特征;②非运动症状:嗅觉减退、便秘、睡眠行为异常和抑郁等。

　　帕金森病的病理主要特征包括①病理变化:黑质多巴胺能神经元进行性退变、神经元内异常蛋白聚集体路易小体形成;②生化改变:纹状体区多巴胺递质降低。多巴胺与乙酰胆碱递质失衡,造成黑质 - 纹状体通路多巴胺能神经功能减弱,胆碱能神经相对占优势,因而出现肌张力增高等症状。

第二节　帕金森病药物治疗原则

一、综合治疗

　　帕金森病患者在病程中会先后或同时表现出运动症状和非运动症状,有时会产生多种非运动症状。不仅运动症状会影响患者的工作和日常生活能力,非运动症状也会影响患者的生活质量,因此,要对帕金森病患者采取全面综合的治疗。治疗方法和手段包括药物治疗、手术治疗、运动疗法、心理疏导及照料护理等。药物治疗为帕金森病治疗的首选,而且是整个治疗过程中的主要治疗手段。手术治疗是药物治疗的一种有效补充。目前帕金森病的治疗手段无论是药物治疗还是手术治疗,都只能改善患者的症状,而不能治愈。因此,帕金森病的治疗不仅要立足当前,更要长期管理。

二、药物治疗目标与原则

帕金森病的药物治疗目标为有效改善症状、提高工作能力和生活质量。《中国帕金森病治疗指南(第四版)》提倡早期诊断、早期治疗,不仅可以更好地改善症状,而且可能达到延缓疾病进展的效果。

帕金森病的用药原则:①坚持"剂量滴定",避免产生药物副作用,尽可能以小剂量达到满意的临床效果。②避免或降低运动并发症的发生率。③个体化原则。不同患者的用药选择需要综合考虑患者的疾病特点(是以震颤为主,还是以强直少动为主)和疾病严重程度、有无认知障碍、发病年龄、就业状况、有无共病、药物可能的副作用、患者的意愿和经济承受能力等因素,尽可能避免、推迟或减少药物副作用和运动并发症。④避免突然撤药。进行抗帕金森病的药物治疗时,特别是使用左旋多巴时不能突然停药,以免发生撤药恶性综合征。

第三节　帕金森病常用治疗药物

一、运动症状的治疗

目前国内常用的帕金森病治疗药物有 6 类,包括复方左旋多巴制剂、多巴胺受体激动剂、单胺氧化酶 -B(MAO-B)抑制剂、儿茶酚 -O- 甲基转移酶(COMT)抑制剂、抗胆碱能药、抗谷氨酸能药物,其代表药物、用法、用量、主要用途及注意事项见表 3-1。

表 3-1　帕金森病运动症状的治疗

药物类别	药物名称	用法、用量	主要用途	注意事项
复方左旋多巴制剂	多巴丝肼、卡左双多巴	初始用量为62.5~125mg,2~3 次 /d,根据病情而逐渐增加剂量至疗效满意和不出现副作用的适宜剂量维持,餐前1 小时或餐后 1.5 小时服药	改善运动症状和日常活动	1. 早期应用小剂量(≤ 400mg/d)不增加异动症的发生 2. 复方左旋多巴制剂常释剂具有起效快的特点,而控释剂具有维持时间相对长的特点,但起效慢、生物利用度低,在使用时,尤其是 2 种不同剂型转换时需加以注意 3. 闭角型青光眼、精神病患者禁用,活动性消化性溃疡者慎用

续表

药物类别	药物名称	用法、用量	主要用途	注意事项
多巴胺受体激动剂	普拉克索	常释剂：初始剂量为0.125mg t.i.d.(个别易产生副作用的患者则为1~2次/d)；每周增加0.125mg t.i.d.，一般有效剂量为0.5~0.75mg t.i.d.，最大剂量不超过4.5mg/d 缓释剂：每日剂量与常释剂相同，q.d.	适用于早发型帕金森病初期，预防或减少运动并发症的发生；疾病后期也可单用或与左旋多巴联用	1. 从小剂量开始，逐渐增加剂量至满意疗效而不出现副作用为止 2. 症状波动和异动症的发生率较左旋多巴低，而直立性低血压、脚踝水肿和精神异常(幻觉、食欲亢进、性欲亢进等)的发生率较左旋多巴高
	吡贝地尔缓释剂	初始剂量为50mg q.d.，易产生副作用者可改为25mg b.i.d.；第2周增至50mg b.i.d.，有效剂量为50mg t.i.d.，最大剂量为250mg/d		
MAO-B抑制剂	司来吉兰	2.5~5.0mg b.i.d.，在早晨、中午服用，勿在傍晚或晚上服用，以免引起失眠	可单用或与复方左旋多巴制剂合用	1. 不良反应包括恶心、头痛、睡眠障碍等 2. 胃溃疡患者慎用 3. 禁与5-羟色胺再摄取抑制剂(SSRI)合用
	雷沙吉兰	1mg q.d.，早晨服用	与左旋多巴合用时，特别适用于治疗运动波动	
COMT抑制剂	恩他卡朋	每次100~200mg，最大日剂量为2g，服用次数与复方左旋多巴制剂相同。若每日服用复方左旋多巴制剂的次数较多，也可少于复方左旋多巴制剂的服用次数，需与复方左旋多巴制剂同服，单用无效	作为复方左旋多巴制剂的辅助用药，用于治疗以上药物不能控制的帕金森病及剂末现象(症状波动)	不良反应包括腹泻、头痛、多汗、口干、氨基转移酶升高、腹痛、尿色变黄等。托卡朋可能会导致肝功能损害，需严密监测肝功能，尤其在用药之后的前3个月
	托卡朋	100mg t.i.d.，白天的第1剂与复方左旋多巴制剂同服，此后约间隔6小时服用，最大日剂量为600mg		

续表

药物类别	药物名称	用法、用量	主要用途	注意事项
抗胆碱能药	苯海索	1~2mg t.i.d.	主要适用于伴有震颤的患者，无震颤的患者不推荐应用	1. 对 <60 岁的患者，要告知长期应用本类药物可能会导致其认知功能下降，所以要定期复查认知功能，一旦发现患者的认知功能下降则应立即停用；对 ≥ 60 岁的患者最好不应用抗胆碱能药 2. 闭角型青光眼及前列腺肥大患者禁用
抗谷氨酸能药物	金刚烷胺	50~100mg，2~3 次 /d，末次应在下午 4 点前服用	改善少动、强直、震颤、异动症	1. 不良反应包括网状青斑、失眠等 2. 哺乳期妇女禁用；肾功能不全、癫痫、严重胃溃疡、肝病患者慎用 3. 避免与 NMDA 受体拮抗剂美金刚合用

二、非运动症状的治疗

帕金森病的非运动症状涉及许多类型，主要包括感觉障碍、精神障碍、自主神经功能障碍和睡眠障碍，需给予积极、合理的治疗，见表 3-2。

表 3-2　帕金森病非运动症状的治疗

非运动症状类型	非运动症状	指南推荐措施
精神障碍（需甄别是抗 PD 病药物诱发还是疾病本身导致）	幻觉、妄想	氯氮平、喹硫平
	抑郁和 / 或焦虑	SSRI、普拉克索
	认知障碍和痴呆	卡巴拉汀、多奈哌齐
自主神经功能障碍	便秘	增加饮水量和高纤维含量食物；停用抗胆碱能药；补充乳果糖、大黄片、番泻叶等
	泌尿障碍	晚餐后少喝水；可试用奥昔布宁、溴丙胺太林、托特罗定和东莨菪碱等外周抗胆碱能药
	直立性低血压	增加盐和水的摄入量；睡眠时抬高头位，不要平躺；可穿弹力裤；不要快速地从卧位或坐位起立；首选 α 肾上腺素受体激动剂米多君治疗

续表

非运动症状类型	非运动症状	指南推荐措施
睡眠障碍	失眠	失眠与夜间的 PD 症状相关,加左旋多巴控释片、DR 激动剂或 COMT 抑制剂有效。若正服用司来吉兰或金刚烷胺,首先需纠正服药时间;若无明显改善,则需减量甚至停药,或选用短效的镇静催眠药
	快速眼动期睡眠行为异常	睡前服用氯硝西泮或褪黑素
	白天过度嗜睡	减少白天每顿服用的抗帕金森病药量,换用另一种多巴胺受体激动剂或换用控缓释剂型
感觉障碍	嗅觉减退	常见,且多发生在运动症状出现之前的多年,但是目前尚无明确的措施能够改善
	疼痛或麻木	调整 PD 用药;若由其他疾病或其他原因引起,可以选择相应的治疗措施
	不宁腿综合征	入睡前 2 小时内服用普拉克索

三、运动并发症的治疗

运动并发症(症状波动和异动症)是帕金森病中、晚期常见的症状,调整药物种类、剂量及服药次数可以改善症状,手术治疗如脑深部电刺激术(DBS)亦有疗效。

第四节　常见处方审核案例详解

一、适应证不适宜

案例 1

【处方描述】

性别:女　年龄:60 岁

临床诊断:药源性帕金森综合征。

处方内容:

多巴丝肼片　　125mg　t.i.d.　p.o.

【处方问题】适应证不适宜:药源性帕金森综合征无多巴丝肼片使用指征。

【机制分析】多巴丝肼片用于治疗帕金森病、症状性帕金森综合征(脑炎后、动脉硬化性或中毒性),但不包括药物引起的帕金森综合征。药源性帕金森综合征是由阻断突触后多巴胺受体和/或消耗突触前多巴胺的药物引起的临床综合征,多巴丝肼是左旋多巴和苄丝肼组成的复方制剂,主要用于补充帕金森病患者脑基底神经节中多巴胺含量不足,因此,多巴丝肼用于药源性帕金森综合征患者是无效的。本例患者诊断为药源性帕金森综合征,开具多巴丝肼片适应证不适宜。因此,本处方属适应证不适宜。

【干预建议】首先必须停用引起药源性帕金森综合征的药物,建议患者尽量避免使用以下容易引起药源性帕金森综合征的药物:氯丙嗪、氟哌啶醇、利血平、氟桂利嗪等。若药物引起的震颤、肌张力增强和运动减少等症状明显,建议使用苯海索片治疗,该药对药物引起的锥体外系疾病包括药源性帕金森综合征的效果较好。

二、遴选药品不适宜

案例2
【处方描述】

性别:女　年龄:92岁
临床诊断:帕金森病。
处方内容:
恩他卡朋片　　0.1g　t.i.d.　p.o.

【处方问题】遴选药品不适宜:恩他卡朋片需与复方左旋多巴制剂同时服用,单用无效。

【机制分析】患者诊断为帕金森病,有使用抗帕金森病药的指征。恩他卡朋为儿茶酚-O-甲基转移酶(COMT)抑制剂,具有治疗帕金森病的适应证。恩他卡朋是一种可逆性的、特异性的、主要作用于外周的COMT抑制剂,通过抑制COMT酶减少左旋多巴代谢为3-O-甲基多巴,减少左旋多巴在外周的代谢,使左旋多巴的生物利用度增加,并增加脑内可利用的左旋多巴总量,从而增强左旋多巴的疗效,因此,该药需与复方左旋多巴制剂同时服用,单用无效。该患者单用恩他卡朋片,并未服用多巴丝肼或卡左双多巴。因此,本处方属遴选药品不适宜。

【干预建议】建议采用其他类型的抗帕金森病药治疗,如复方左旋多巴制剂。

案例 3

【处方描述】

性别:男　年龄:77 岁

临床诊断:帕金森病;眩晕。

处方内容:

多巴丝肼片　　　0.25g　t.i.d.　p.o.

氟桂利嗪胶囊　　10mg　q.n.　p.o.

【处方问题】遴选药品不适宜:存在用药禁忌。

【机制分析】氟桂利嗪是一种钙通道阻滞剂,具有较高的脂溶性,能够有效阻止过量的钙离子跨膜进入细胞内,从而增加脑细胞对缺氧的耐受性,缓解患者的脑血管平滑肌痉挛,扩张血管,该药对血管性头痛、眩晕均有显著效果。因此,该患者诊断为眩晕,具有使用氟桂利嗪的指征。

但是氟桂利嗪可能会引起锥体外系症状,患者在使用氟桂利嗪后可能出现静止性或姿势性震颤、迟发性运动障碍,老年人更为常见。氟桂利嗪导致药源性帕金森综合征的原因可能与以下机制有关:一是氟桂利嗪对纹状体多巴胺 D_2 受体可产生直接的竞争性拮抗作用;二是氟桂利嗪可使单胺、5-羟色胺能神经元的酪氨酸羟化酶丢失,导致多巴胺耗竭。氟桂利嗪胶囊说明书注明本品禁用于帕金森病或其他锥体外系疾病症状的患者。该患者诊断为帕金森病,存在氟桂利嗪使用禁忌。因此,本处方属遴选药品不适宜。

【干预建议】建议停用氟桂利嗪胶囊;如需使用治疗眩晕的药物,建议选择倍他司汀等。

案例 4

【处方描述】

性别:男　年龄:72 岁

临床诊断:帕金森病;冠心病。

处方内容:

多巴丝肼片	125mg	t.i.d.	p.o.
阿司匹林肠溶片	100mg	q.d.	p.o.
阿托伐他汀钙片	20mg	q.n.	p.o.
酒石酸美托洛尔片	25mg	b.i.d.	p.o.
盐酸曲美他嗪片	20mg	t.i.d.	p.o.

【处方问题】遴选药品不适宜:存在用药禁忌。

【机制分析】曲美他嗪作为抗心绞痛药,能降低血管阻力,增加冠状动脉及循环血流量,促进心肌代谢及心肌能量的产生,同时能降低心肌耗氧量,从而改善心肌的氧供需平衡。2014年国家食品药品监督管理总局曾发布"第62期药品不良反应信息通报",通报称,根据国家药品不良反应监测数据信息评价情况,结合欧盟药品管理局发布的监管措施,建议曲美他嗪仅用于对一线抗心绞痛疗法控制不佳或无法耐受的稳定型心绞痛患者的对症治疗,不再用于耳鸣、眩晕的治疗;帕金森病等运动障碍患者、严重肾功能损害患者禁用。通报指出,使用曲美他嗪治疗,应密切关注其导致的帕金森综合征、不安腿综合征、其他相关运动障碍以及粒细胞缺少症、血小板减少症、血小板减少性紫癜、肝炎等不良反应。盐酸曲美他嗪片说明书也将帕金森病、帕金森综合征、震颤、不宁腿综合征以及其他相关的运动障碍列为禁忌证。

该患者诊断为冠心病,处方开具了曲美他嗪,但患者同时患有帕金森病,因此,禁用曲美他嗪。本处方属遴选药品不适宜。

【干预建议】建议停用盐酸曲美他嗪片。

案例5

【处方描述】

性别:女　年龄:56岁

临床诊断:帕金森病;胃神经官能症。

处方内容:

多巴丝肼片	125mg	t.i.d.	p.o.
氯波必利片	0.68mg	t.i.d.	p.o.
雷贝拉唑钠肠溶胶囊	10mg	q.d.	p.o.

【处方问题】遴选药品不适宜:存在用药禁忌。

【机制分析】氯波必利为高选择性的苯甲酰胺类多巴胺受体拮抗剂,是胃肠道动力药,可加强并协调胃肠运动,加速胃肠蠕动,促进胃排空,防止食物滞留与反流,并有增加胃黏膜血流量的作用,能有效地抑制胃壁己糖胺的减少,因而对胃黏膜具有保护、修复作用,能抑制恶心、呕吐。帕金森病患者脑基底神经节中多巴胺含量不足,若再使用多巴胺受体拮抗剂,会促进降低多巴胺含量,从而加重帕金森病患者的症状。氯波必利片说明书明确指出帕金森病患者禁用。该患者同时患有帕金森病,不宜使用氯波必利片。因此,本处方属遴选药品不适宜。

【干预建议】建议停用氯波必利片;如需使用胃肠道动力药,建议选择莫沙必利等。

案例6

【处方描述】

性别:女　年龄:46 岁

临床诊断:药源性帕金森综合征;焦虑症。

处方内容:

苯海索片	1mg	b.i.d.	p.o.
氟哌噻吨美利曲辛片	0.5mg/10mg	q.d.	p.o.

【处方问题】遴选药品不适宜:存在用药禁忌。

【机制分析】氟哌噻吨美利曲辛片是由氟哌噻吨和美利曲辛 2 种化合物组成的复方制剂。氟哌噻吨是一种噻吨类神经阻滞剂,小剂量具有抗焦虑和抗抑郁作用。美利曲辛是一种三环类双相抗抑郁药,低剂量应用时具有兴奋特性。2 种成分的复方制剂具有抗抑郁和抗焦虑作用,该患者诊断为焦虑症,有使用指征。但是氟哌噻吨美利曲辛片可引起震颤、锥体外系症状(如迟发性运动障碍、运动障碍)、帕金森病等不良反应,本例患者同时诊断有药源性帕金森综合征并使用苯海索进行治疗,此时合用氟哌噻吨美利曲辛片有加重药源性帕金森综合征的风险。因此,本处方属遴选药品不适宜。

【干预建议】建议停用氟哌噻吨美利曲辛片,改用其他抗焦虑药如阿普唑仑等。

案例7

【处方描述】

性别:男　年龄:83 岁

临床诊断:帕金森病。

处方内容:

多巴丝肼片	62.5mg	t.i.d.	p.o.
吡拉西坦片	800mg	t.i.d.	p.o.

【处方问题】遴选药品不适宜:存在用药禁忌。

【机制分析】帕金森病患者在病程中可能会同时表现出运动症状和非运动症状,非运动症状包括认知障碍等。吡拉西坦为脑代谢改善药,可以增强记忆,提高学习能力,但却不适用于帕金森病患者。因为吡拉西坦可促进乙酰胆碱合成并能增强神经兴奋传导,而帕金森病的主要特征就是纹状体区多巴胺递质降低、多巴胺与乙酰胆碱递质失衡，所以吡拉西坦可加剧帕金森病患者的多巴胺与乙酰胆碱递质失衡，其说明书也明确注明锥体外系疾病、亨廷顿舞蹈症者禁用。本例患者诊断为帕金森病，属于锥体外系疾病，所以不宜使用吡拉西坦片，以免加重帕金森病症状。因此，本处方属遴选药品不适宜。

【干预建议】建议停用吡拉西坦片；如果帕金森病伴有认知障碍和痴呆症状，可改用卡巴拉汀、多奈哌齐、美金刚等药物。

案例8
【处方描述】

性别：男　年龄：65 岁
临床诊断：帕金森病；双相情感障碍。
处方内容：
多巴丝肼片　　250mg　t.i.d.　p.o.
喹硫平片　　　100mg　b.i.d.　p.o.

【处方问题】遴选药品不适宜：存在用药禁忌。

【机制分析】多巴丝肼片说明书【禁忌】项下注明本品禁用于精神类疾病患者。接受多巴丝肼治疗的患者可能会出现抑郁、激动、焦虑、失眠、幻觉、妄想和时间定向力障碍等不良反应，尤其在老年患者和有类似病史的患者中易出现。该患者诊断为双相情感障碍，属于精神类疾病，不宜使用多巴丝肼。因此，本处方属遴选药品不适宜。

【干预建议】建议停用多巴丝肼片，改用其他类型的抗帕金森病药如普拉克索。

案例9
【处方描述】

性别：男　年龄：50 岁
临床诊断：帕金森病；闭角型青光眼。
处方内容：
多巴丝肼片　　125mg　t.i.d.　p.o.

【处方问题】遴选药品不适宜：存在用药禁忌。

【机制分析】抗帕金森病药多巴丝肼是左旋多巴和苄丝肼组成的复方制剂。左旋多巴在周围转变为多巴胺，多巴胺对瞳孔辐射肌的 α 受体有兴奋作用，可使瞳孔散大，阻碍房水回流，从而升高眼压，因此，多巴丝肼说明书【禁忌】项下注明本品禁用于闭角型青光眼患者。该患者诊断为闭角型青光眼,存在多巴丝肼使用禁忌。因此,本处方属遴选药品不适宜。

【干预建议】建议停用多巴丝肼片。除了多巴丝肼外,其他抗帕金森病药如卡左双多巴、司来吉兰、苯海索也禁用于闭角型青光眼患者。因此,建议患者避免使用以上抗帕金森病药,可改用多巴胺受体激动剂普拉克索、吡贝地尔等。

案例 10
【处方描述】

性别:男　年龄:57 岁

临床诊断:帕金森病;前列腺增生。

处方内容:

多巴丝肼片　　250mg　t.i.d.　p.o.

苯海索片　　　2mg　　b.i.d.　p.o.

【处方问题】遴选药品不适宜:存在用药禁忌。

【机制分析】患者诊断为帕金森病,处方开具了抗帕金森病药多巴丝肼和苯海索。苯海索为抗胆碱能药,可引起尿潴留等不良反应,说明书注明前列腺肥大患者禁用苯海索。因苯海索可以拮抗膀胱逼尿肌及括约肌上的 M 受体,使逼尿肌松弛和括约肌收缩,不利于尿液排出。前列腺增生患者本身排尿困难,应用苯海索后会引起尿潴留,排尿困难更加严重。该患者除了帕金森病外,同时诊断有前列腺增生,存在苯海索使用禁忌。因此,本处方属遴选药品不适宜。

【干预建议】建议停用苯海索片,改用其他类抗帕金森病药物。

案例 11
【处方描述】

性别:男　年龄:65 岁

临床诊断:帕金森病;痴呆症。

处方内容:

多巴丝肼片　　250mg　t.i.d.　p.o.

苯海索片　　　2mg　　b.i.d.　p.o.

【处方问题】遴选药品不适宜:存在用药禁忌。

【机制分析】患者诊断为帕金森病,处方开具了抗帕金森病药多巴丝肼和苯海索。乙酰胆碱是一种重要的神经递质,其与记忆、注意、定向、空间感知等认知功能明显相关。苯海索作为一种中枢性抗胆碱能药,长期应用必然使中枢乙酰胆碱功能降低,继而影响认知功能,因此,长期使用会导致认知功能下降,一旦发现患者的认知功能下降应立即停用。60岁以上的患者最好不用抗胆碱能药。本例患者为65岁的老年人,同时诊断有痴呆症,其认知功能已受损,不宜使用可导致认知功能下降的苯海索。因此,本处方属遴选药品不适宜。

【干预建议】建议停用苯海索片,改用其他类抗帕金森病药物。

案例 12
【处方描述】

性别:女　年龄:88岁
药物不良反应史:辛伐他汀致横纹肌溶解
临床诊断:帕金森病;高脂血症。
处方内容:
多巴丝肼片　　250mg　t.i.d.　p.o.
恩他卡朋片　　100mg　t.i.d.　p.o.
依折麦布片　　10mg　　q.d.　　p.o.

【处方问题】遴选药品不适宜:存在用药禁忌。

【机制分析】帕金森病患者偶可发生继发于严重运动障碍的横纹肌溶解症。在接受恩他卡朋治疗的患者中曾有横纹肌溶解的个案报道,患者可能会出现血清肌酸激酶活性增高或高热等。因此,恩他卡朋可能引起横纹肌溶解,其说明书【禁忌】项下注明非创伤性横纹肌溶解症病史的患者禁用。该患者既往有使用辛伐他汀后发生横纹肌溶解的药物不良反应史,不宜使用恩他卡朋片。因此,本处方属遴选药品不适宜。

【干预建议】建议停用恩他卡朋片,改用其他类抗帕金森病药物。

案例 13
【处方描述】

性别:男　年龄:61岁
临床诊断:帕金森病;精神分裂症。
处方内容:
吡贝地尔缓释片　　100mg　b.i.d.　p.o.
氯丙嗪片　　　　　50mg　　b.i.d.　p.o.

【处方问题】遴选药品不适宜:存在用药禁忌;联合用药不适宜:药物存在拮抗作用。

【机制分析】氯丙嗪为吩噻嗪类抗精神病药,其作用机制主要与其阻断中脑边缘系统及中脑皮质通路的多巴胺 D_2 受体有关。而帕金森病病理改变为黑质多巴胺能神经元进行性退变和路易小体形成,导致纹状体区多巴胺递质减少。吩噻嗪类药物抑制多巴胺 D_2 受体可加重帕金森病和帕金森综合征症状,因此帕金森病、帕金森综合征患者禁用吩噻嗪类药物(如氯丙嗪)。另外,吡贝地尔为多巴胺受体激动剂,与氯丙嗪也存在拮抗作用,可以导致或者加重精神错乱,两者禁止合用。因此,本处方属遴选药品不适宜和联合用药不适宜。

【干预建议】建议停用氯丙嗪片,改用对多巴胺受体亲和力较弱、锥体外系反应(EPS)较少的抗精神病药如氯氮平、喹硫平。

三、药品剂型或给药途径不适宜

案例 14

【处方描述】

性别:女　年龄:78 岁
临床诊断:帕金森病。
处方内容:

| 多巴丝肼片 | 250mg | t.i.d. | 鼻饲 |
| 普拉克索缓释片 | 0.75mg | q.d. | 鼻饲 |

【处方问题】药品剂型或给药途径不适宜:缓释制剂不宜鼻饲。

【机制分析】该患者不能正常口服药物,采用鼻饲给药途径,使用多巴丝肼片和普拉克索缓释片 2 种抗帕金森病药。其中,多巴丝肼片可以研磨后鼻饲。缓释制剂采用骨架型、包衣型、渗透泵型等特殊的制备工艺,这类药物进入体内后,通过胃液作用从骨架、芯片中缓慢释放发挥药效,使用这类技术制备的药物不能掰开或磨碎服用,如果将缓释制剂研碎,不但影响药效,还会出现副作用。鼻饲给药需研磨,但普拉克索缓释片不能咀嚼、掰开、压碎或研磨服用,因这样操作不具有缓释作用。因此,本处方属药品剂型或给药途径不适宜。

【干预建议】建议普拉克索缓释片 0.75mg q.d. 鼻饲改为普拉克索片 0.25mg t.i.d. 鼻饲。

案例 15

【处方描述】

性别:男 年龄:60 岁

临床诊断:帕金森病。

处方内容:

多巴丝肼片	250mg	t.i.d.	鼻饲
吡贝地尔缓释片	50mg	t.i.d.	鼻饲
恩他卡朋片	200mg	t.i.d.	鼻饲

【处方问题】药品剂型或给药途径不适宜:缓释制剂不宜鼻饲。

【机制分析】该患者不能正常口服药物,采用鼻饲给药途径,使用多巴丝肼片、吡贝地尔缓释片和恩他卡朋片 3 种抗帕金森病药。其中,多巴丝肼片和恩他卡朋片可以研磨后鼻饲。缓释制剂采用骨架型、包衣型、渗透泵型等特殊的制备工艺,这类药物进入体内后,通过胃液作用从骨架、芯片中缓慢释放发挥药效,使用这类技术制备的药物不能掰开或磨碎服用,如果将缓释制剂研碎,不但影响药效,还会出现副作用。鼻饲给药需研磨,但吡贝地尔缓释片不能咀嚼、掰开、压碎或研磨服用,因这样操作不具有缓释作用。因此,本处方属药品剂型或给药途径不适宜。

【干预建议】建议吡贝地尔缓释片 50mg t.i.d. 鼻饲等量替换为同为多巴胺受体激动剂的普拉克索片 0.5mg t.i.d. 鼻饲。

四、用法、用量不适宜

案例 16

【处方描述】

性别:女 年龄:83 岁

临床诊断:帕金森病。

处方内容:

多巴丝肼片	250mg	b.i.d.	p.o.
恩他卡朋片	200mg	t.i.d.	p.o.

【处方问题】用法、用量不适宜:用药次数不适宜。

【机制分析】恩他卡朋是一种可逆性的、特异性的、主要作用于外周的儿茶酚-O-甲基转移酶（COMT）抑制剂，具有治疗帕金森病的适应证，通过抑制COMT减少左旋多巴代谢为3-O-甲基多巴，减少左旋多巴在外周的代谢，使左旋多巴的生物利用度增加，并增加脑内可利用的左旋多巴总量，从而增强左旋多巴的疗效，因此，该药需与复方左旋多巴制剂同时服用，单用无效。服用次数应与左旋多巴相同，或少于左旋多巴。处方中多巴丝肼片每日服用2次，恩他卡朋片每日服用3次，恩他卡朋片的服用次数超过多巴丝肼片的服用次数，所以恩他卡朋片的用药次数不合理。因此，本处方属用法、用量不适宜。

【干预建议】建议恩他卡朋片的每日用药次数改为和多巴丝肼片的用药次数一致或少于多巴丝肼片的用药次数。

案例 17
【处方描述】

性别：男　年龄：40 岁
临床诊断：帕金森病。
处方内容：
司来吉兰片　　5mg　t.i.d.　p.o.

【处方问题】用法、用量不适宜：用药次数不适宜。

【机制分析】司来吉兰片说明书的用法、用量：起始剂量为5mg，剂量可增至每日10mg，早晨1次服用或分早晨、中午2次服用。该药因可引起失眠等睡眠障碍，故不建议在中午以后的时间服用。本处方每日3次服用，用法不适宜；每日用量15mg，超出10mg，用量也不适宜。因此，本处方属用法、用量不适宜。

【干预建议】建议司来吉兰片的用法、用量改为5mg b.i.d.（早晨、中午服用），勿在傍晚或晚上应用，以免引起失眠。

案例 18
【处方描述】

性别：女　年龄：60 岁
临床诊断：帕金森病。
处方内容：
金刚烷胺片　　　　　100mg　q8h.　p.o.
吡贝地尔缓释片　　　50mg　q8h.　p.o.

【处方问题】用法、用量不适宜：用药时间不适宜。

【机制分析】金刚烷胺片说明书的用法、用量：口服。帕金森病、帕金森综合征，一次100mg，一日1~2次，一日最大剂量为400mg。《中国帕金森病治疗指南（第四版）》推荐金刚烷胺的剂量为50~100mg，2~3次/d，末次应在下午4点前服用。该患者金刚烷胺片每8小时给药1次，末次给药在下午4点以后，容易出现失眠等不良反应。因此，本处方属用法、用量不适宜。

【干预建议】建议金刚烷胺片早上、中午和下午4点前给药。

案例 19
【处方描述】

性别：男　年龄：71岁
临床诊断：帕金森病。
处方内容：
多巴丝肼片　　　250mg　t.i.d.　p.o.
司来吉兰片　　　5mg　　t.i.d.　p.o.
恩他卡朋片　　　200mg　t.i.d.　p.o.

【处方问题】用法、用量不适宜：超量使用、用药时间不适宜。

【机制分析】(1)恩他卡朋与司来吉兰(选择性MAO-B抑制剂)联合使用，多巴胺能不良反应增加，当联合用药时，需调整抗帕金森病药司来吉兰的剂量，司来吉兰的日剂量不能超过10mg。本处方的司来吉兰日剂量为15mg，用量不适宜。

(2)司来吉兰片建议在早晨、中午使用，勿在傍晚或晚上应用，以免引起失眠。本处方司来吉兰每日3次服用，中午后也有使用，用法不适宜。因此，本处方属用法、用量不适宜。

【干预建议】建议司来吉兰片改为每次5mg，每日2次服用，早晨、中午各给药1次，日剂量不超过10mg。

五、联合用药不适宜

案例 20
【处方描述】

性别：女　年龄：38岁
临床诊断：帕金森病。
处方内容：
司来吉兰片　　　5mg　　b.i.d.　p.o.
氟西汀胶囊　　　20mg　q.d.　　p.o.

【处方问题】联合用药不适宜：存在药物相互作用。

【机制分析】帕金森病除了有运动症状外，还可能有非运动症状例如抑郁等，因此，帕金森病患者可能需要抗抑郁治疗。本处方开具了抗帕金森病药司来吉兰和抗抑郁药氟西汀，司来吉兰为单胺氧化酶-B（MAO-B）抑制剂，氟西汀为5-羟色胺再摄取抑制剂（SSRI）。司来吉兰与氟西汀同时服用可产生严重不良反应，如共济失调、震颤、高热、高／低血压、惊厥、心悸、流汗、脸红、眩晕和精神变化（激越、错乱及幻觉）演变至谵妄及昏迷，两者应避免同时服用。因此，本处方属联合用药不适宜。

【干预建议】建议停用司来吉兰片和氟西汀胶囊，改用既能有效改善帕金森病患者的运动症状又能有效改善抑郁的药物普拉克索。由于氟西汀及其代谢产物的半衰期较长，氟西汀停药最少5周后才可开始服用司来吉兰。司来吉兰及其代谢产物的半衰期短，司来吉兰停药2周后可以开始服用氟西汀。

案例 21

【处方描述】

性别：男　年龄：66 岁
临床诊断：帕金森病。
处方内容：
多巴丝肼胶囊　　125mg　t.i.d.　p.o.
司来吉兰片　　　5mg　　q.d.　　p.o.
舍曲林片　　　　25mg　q.d.　　p.o.

【处方问题】联合用药不适宜：存在药物相互作用。

【机制分析】帕金森病除了有运动症状外，还可能有非运动症状例如抑郁等精神障碍，因此，帕金森病患者可能需要抗抑郁治疗。本处方开具了抗帕金森病药司来吉兰和抗抑郁药舍曲林，司来吉兰为单胺氧化酶-B（MAO-B）抑制剂，舍曲林为5-羟色胺再摄取抑制剂（SSRI）。舍曲林片说明书【禁忌】项下注明禁止与单胺氧化酶抑制剂合用，而处方开具的司来吉兰恰恰为单胺氧化酶抑制剂，因此，舍曲林和司来吉兰禁止合用。两者合用可引起严重的不良反应，有时是致命性的。有些病例有类似于5-羟色胺综合征的表现，包括发热、强直、肌肉痉挛、自主神经功能紊乱伴生命体征快速波动；精神状况的改变包括精神错乱、易激惹及极度激越直至发展为谵妄和昏迷。因此，本处方属联合用药不适宜。

【干预建议】建议停用舍曲林片和司来吉兰片，改用既能有效改善帕金森病患者的运动症状又能有效改善抑郁的药物普拉克索。注意服用单胺氧化酶抑制剂时或停用单胺氧化酶抑制剂的14天内不能服用舍曲林；同样，舍曲林停用后也需 14 天以上才能开始单胺氧化酶抑制剂的治疗。

案例 22

【处方描述】

性别:女　年龄:45 岁

临床诊断:帕金森病;焦虑障碍。

处方内容:

司来吉兰片	5mg	b.i.d.	p.o.
度洛西汀肠溶胶囊	20mg	b.i.d.	p.o.

【处方问题】联合用药不适宜:存在药物相互作用。

【机制分析】司来吉兰为单胺氧化酶 -B(MAO-B)抑制剂,用于治疗帕金森病。度洛西汀是一种选择性的 5- 羟色胺与去甲肾上腺素再摄取抑制剂(SNRI),用于治疗抑郁障碍和广泛性焦虑障碍。由于增加发生 5- 羟色胺综合征的危险,所以度洛西汀肠溶胶囊说明书注明禁止与单胺氧化酶抑制剂(MAOI)合用。5- 羟色胺综合征包括精神状态改变(如激越、幻觉、精神错乱和昏迷)、自主神经功能不稳定(如心动过速、血压不稳、头晕、发汗、脸红和高热)、神经肌肉症状(如震颤、强直、肌痉挛、腱反射亢进、共济失调)、癫痫发作和 / 或胃肠道症状(如恶心、呕吐、腹泻)。服用度洛西汀肠溶胶囊治疗期间或停药 5 天内禁用 MAOI。MAOI 停药 14 天内也应禁用度洛西汀。因此,本处方属联合用药不适宜。

【干预建议】建议停用司来吉兰片和度洛西汀肠溶胶囊,改用其他类型的抗帕金森病药如普拉克索。如需继续使用度洛西汀,建议停用司来吉兰的 14 天后恢复使用。如需继续使用司来吉兰,建议避免与 5- 羟色胺再摄取抑制剂(SSRI)、5- 羟色胺与去甲肾上腺素再摄取抑制剂(SNRI)和三环类抗抑郁药合用。

案例 23

【处方描述】

性别:女　年龄:53 岁

临床诊断:帕金森病;焦虑状态。

处方内容:

司来吉兰片	5mg	b.i.d.	p.o.
氟哌噻吨美利曲辛片	0.5mg/10mg	q.d.	p.o.

【处方问题】联合用药不适宜:存在药物相互作用。

【机制分析】司来吉兰为单胺氧化酶-B抑制剂,用于治疗帕金森病。氟哌噻吨美利曲辛片是由氟哌噻吨和美利曲辛2种化合物组成的复方制剂,用于治疗焦虑和抑郁。氟哌噻吨美利曲辛片说明书注明禁止与单胺氧化酶抑制剂同时使用。美利曲辛与单胺氧化酶抑制剂(包括单胺氧化酶-B抑制剂司来吉兰)联合使用可能导致5-羟色胺综合征,包括发热、肌阵挛、僵硬、震颤、兴奋、慌乱、意识模糊及自主神经系统功能紊乱(即循环障碍)等症状。美利曲辛也不能用于正在服用单胺氧化酶抑制剂的患者。停止服用司来吉兰的14天后才能开始使用氟哌噻吨美利曲辛片治疗。同样,单胺氧化酶抑制剂的治疗也应在氟哌噻吨美利曲辛片停药观察14天后开始。因此,本处方属联合用药不适宜。

【干预建议】建议停用司来吉兰片和氟哌噻吨美利曲辛片,改用其他类型的抗帕金森病药,抗焦虑药可改用苯二氮䓬类药物。如需继续使用司来吉兰,建议停用氟哌噻吨美利曲辛的14天后恢复使用。

案例24

【处方描述】

性别:男 年龄:65岁

临床诊断:帕金森病;双相情感障碍。

处方内容:

普拉克索片　　0.25mg　t.i.d.　p.o.

利培酮片　　　1mg　　　b.i.d.　p.o.

【处方问题】联合用药不适宜:存在药物相互作用。

【机制分析】利培酮是一种选择性的单胺能拮抗剂,对5-羟色胺$_2$(5-HT$_2$)受体、多巴胺D$_2$受体、肾上腺素α_1和α_2受体及组胺(H$_1$)受体的亲和力高。由于拮抗D$_2$受体的作用强,利培酮有拮抗左旋多巴及其他多巴胺受体激动剂的作用。抗帕金森病药普拉克索是多巴胺受体激动剂,与利培酮合用可产生拮抗作用。因此,本处方属联合用药不适宜。

【干预建议】建议停用利培酮片,改用对多巴胺受体亲和力较弱、锥体外系反应较少的抗精神病药氯氮平或喹硫平。

案例25

【处方描述】

性别:男 年龄:65岁

临床诊断:帕金森病;精神分裂症。

处方内容：
吡贝地尔缓释片　　100mg　b.i.d.　p.o.
帕利哌酮缓释片　　6mg　　　q.d.　　p.o.

【处方问题】联合用药不适宜：存在药物相互作用。

【机制分析】帕利哌酮是利培酮的主要代谢产物，作用机制目前认为是通过对中枢多巴胺D_2受体和$5-HT_{2A}$受体拮抗的联合作用介导的，因此，帕利哌酮会拮抗左旋多巴和其他多巴胺受体激动剂的作用。抗帕金森病药吡贝地尔是多巴胺受体激动剂，与帕利哌酮之间存在拮抗作用，可以导致或者加重精神错乱。因此，本处方属联合用药不适宜。

【干预建议】建议停用帕利哌酮缓释片，改用对多巴胺受体亲和力较弱、锥体外系反应较少的抗精神病药氯氮平或喹硫平。

案例 26
【处方描述】

性别：女　年龄：70 岁
临床诊断：帕金森病。
处方内容：
多巴丝肼片　　　250mg　　　t.i.d.　p.o.
普拉克索片　　　0.25mg　　 t.i.d.　p.o.
金刚烷胺片　　　100mg　　　b.i.d.　p.o.
美金刚片　　　　5mg　　　　b.i.d.　p.o.

【处方问题】联合用药不适宜：存在药物相互作用。

【机制分析】美金刚是一种电压依赖性的、中等程度亲和力的非竞争性N-甲基-D-天门冬氨酸（NMDA）受体拮抗剂，治疗中重度至重度阿尔茨海默病性痴呆。金刚烷胺也是 NMDA 受体拮抗剂，能够促进纹状体多巴胺的合成和释放，减少神经细胞对多巴胺的再摄取，并有抗乙酰胆碱作用，从而改善帕金森病患者的症状。因为美金刚与金刚烷胺在化学结构上都是 NMDA 受体拮抗剂，所以两者应避免合用，以免发生药物中毒性精神病。因此，本处方属联合用药不适宜。

【干预建议】建议停用美金刚片；若患者存在认知障碍和痴呆，建议选用卡巴拉汀或多奈哌齐。

第五节 小 结

帕金森病处方审核过程中应注意以下几点：

1. 抗帕金森病药的使用与其临床诊断是否相符，是否存在诊断与用药不符的情形。如多巴丝肼片不能用于药源性帕金森综合征。

2. 注意禁忌证和特殊人群。比如氟桂利嗪、曲美他嗪、氯波必利、氯丙嗪等禁用于帕金森病患者；多巴丝肼禁用于闭角型青光眼患者；苯海索禁用于前列腺肥大患者。再比如恩他卡朋片可增强左旋多巴的疗效，但该药需与左旋多巴制剂同时服用，单用无效，因此未服用左旋多巴制剂的患者不宜使用恩他卡朋。

3. 注意药品剂型或给药途径。如普拉克索缓释片和吡贝地尔缓释片不能咀嚼、掰开或压碎服用，研磨后鼻饲不具有缓释作用。

4. 注意给药频次与服药方法。如恩他卡朋片的每日用药次数应和多巴丝肼片的用药次数一致或少于多巴丝肼片的用药次数；司来吉兰片宜在早晨、中午服用，勿在傍晚或晚上应用，以免引起失眠；金刚烷胺片早上、中午和下午4点前给药。

5. 注意存在明显药物相互作用的处方。如司来吉兰与氟西汀、舍曲林、度洛西汀等同时服用可引起严重的不良反应，应避免联合使用；普拉克索与利培酮、吡贝地尔与氯丙嗪合用可产生拮抗作用，也不宜同时使用。

（张晓娟 宋梦姣）

参考文献

［1］ GBD 2016 Parkinson's Disease Collaborators. Global, regional, and national burden of Parkinson's disease, 1990-2016: a systematic analysis for the Global Burden of Disease Study 2016. Lancet Neurol, 2018, 17(11): 939-953.

［2］ 贾建平, 陈生弟. 神经病学. 8版. 北京：人民卫生出版社, 2018.

［3］ 王拥军. 神经内科学高级教程. 北京：人民军医出版社, 2014.

［4］ 中华医学会神经病学分会帕金森病及运动障碍学组, 中国医师协会神经内科医师分会帕金森病及运动障碍学组. 中国帕金森病治疗指南(第四版). 中华神经科杂志, 2020, 53 (12): 973-986.

［5］ National Institute for Health and Care Excellence. Parkinson's disease in adults (NICE clinical guideline NG71)[EB/OL](2017-07)[2018-03-05]. https://www. nice. org. uk/guidance/ng71.

第四章
癫痫处方审核案例详解

第一节 癫 痫 概 述

癫痫是一种由多种病因引起的慢性脑部疾病,以脑神经元过度放电导致反复性、发作性和短暂性的中枢神经系统功能失常为特征。

癫痫在任何年龄、地区和种族的人群中都有发病,但以儿童及青少年的发病率较高。近年来随着我国人口老龄化,脑血管疾病、痴呆和神经系统退行性疾病的发病率增加,老年人群中的癫痫发病率已出现上升的趋势。GBD数据显示,2016 年全球活动性癫痫(包括特发性癫痫和继发性癫痫)患者共有4 590 万人,年龄标化患病率 621.5/10 万。其中 2 396.2 万人为特发性活动性癫痫,年龄标化患病率 326.7/10 万。中国癫痫患病率的荟萃分析显示,我国终身癫痫的总患病率由 1990 年的 1.99‰ 升至 2015 年的 7.15‰,癫痫患病人数由 1990 年的 230 万例升至 2015 年的 984 万例。

癫痫发作给患者造成巨大的生理和心理上的痛苦,严重影响患者和家庭的生活质量;长期服用抗癫痫药及其他诊治费用给家庭带来沉重的经济负担;同时,癫痫患者的保健、教育、就业、婚姻、生育等问题也是患者及其亲属和社会多部门关注的问题。因此,癫痫不仅仅是医疗问题,也是重要的公共卫生和社会问题。

第二节 癫痫药物治疗原则

目前抗癫痫治疗仍以药物治疗为主。癫痫的药物治疗目标主要有以下 3个方面:控制发作或最大限度地减少发作次数;长期治疗无明显的不良反应;使患者保持或恢复原有的生理、心理和社会功能状态。

一、癫痫的药物治疗原则

(一) 确定是否用药

一般来讲,半年内发作 2 次以上者,一经诊断明确,就应用药。

首次发作或间隔半年以上发作 1 次者,可在告之抗癫痫药可能的不良反应和不经治疗的可能后果的情况下,根据患者的意愿,酌情选择用或不用抗癫痫药。

(二) 正确选择抗癫痫药

根据癫痫的发作类型、癫痫及癫痫综合征类型选择用药。

(三) 尽可能单药治疗

70%~80% 的癫痫患者可以通过单药治疗控制发作。

(四) 合理联合用药

下列情况可考虑联合用药:①有多种类型的发作;②针对药物的不良反应;③针对患者的特殊情况;④部分单药治疗无效或未达到无发作。

(五) 剂量个体化

抗癫痫药特别是传统抗癫痫药的个体差异很大,建议通过监测血药浓度来调整剂量,但最终有效剂量应依靠临床标准判断,实现个体化给药。

(六) 规律用药

抗癫痫药一定要遵医嘱规律服用,以便更好地控制癫痫发作,漏服药物容易导致癫痫再发作。如果漏服药物,立即补服,但千万不要一次使用双倍剂量,以免引起药物不良反应或中毒。

(七) 定期随访

癫痫患者的依从性一定要好,定期随访,以便临床重新评估癫痫控制情况来调整药物。

(八) 疗程要足,撤药要慢

通常情况下,如果癫痫患者持续无发作 2 年以上,即存在停药的可能性。但是否减停、如何减停,还需要综合考虑患者的癫痫类型(病因、发作类型、综合征分类)、既往治疗反应以及患者个人情况,仔细评估停药复发风险。确定减停药风险较低,并且与患者或其监护人充分沟通减药与继续服药的风险 - 效益比后,可考虑开始逐渐减停抗癫痫药。

减停药物的过程中注意撤药一定要慢:单药治疗时减药过程应不少于 6 个月;多药治疗时每种抗癫痫药的减停时间不少于 3 个月,一次只撤停 1 种药。如果撤药过程中再次出现癫痫发作,应当将药物恢复至减量前一次的剂量。停药后短期内出现癫痫复发,应恢复既往药物治疗并随访;停药 1 年后出现有诱因的发作可以观察,注意避免诱发因素,可暂不使用抗癫痫药;如有每年 2

次以上的发作,应再次评估确定治疗方案。

二、癫痫的选药原则

(一) 根据发作类型的选药原则(表 4-1)

表 4-1　根据发作类型的选药原则

发作类型	一线药物	添加药物	可以考虑的药物	可能加重发作的药物
全面强直阵挛发作	丙戊酸 拉莫三嗪 卡马西平 奥卡西平 左乙拉西坦 苯巴比妥	左乙拉西坦 托吡酯 丙戊酸 拉莫三嗪		
强直或失张力发作	丙戊酸	拉莫三嗪	托吡酯	卡马西平 奥卡西平 加巴喷丁 普瑞巴林
失神发作	丙戊酸 乙琥胺 拉莫三嗪	丙戊酸 乙琥胺 拉莫三嗪	氯硝西泮 左乙拉西坦 托吡酯	卡马西平 奥卡西平 苯妥英钠 加巴喷丁 普瑞巴林
肌阵挛发作	丙戊酸 左乙拉西坦 托吡酯	左乙拉西坦 丙戊酸 托吡酯	氯硝西泮	卡马西平 奥卡西平 苯妥英钠 加巴喷丁 普瑞巴林
局灶性发作	卡马西平 拉莫三嗪 奥卡西平 左乙拉西坦 丙戊酸	卡马西平 左乙拉西坦 拉莫三嗪 奥卡西平 加巴喷丁 丙戊酸 托吡酯	苯妥英钠 苯巴比妥	

（二）根据癫痫综合征的选药原则（表 4-2）

表 4-2　根据癫痫综合征的选药原则

癫痫综合征	一线药物	添加药物	可以考虑的药物	可能加重发作的药物
儿童失神癫痫 青少年失神癫痫 或其他失神综合征	丙戊酸 乙琥胺 拉莫三嗪	丙戊酸 乙琥胺 拉莫三嗪	氯硝西泮 左乙拉西坦 托吡酯	卡马西平 奥卡西平 苯妥英钠 加巴喷丁 普瑞巴林
青少年肌阵挛癫痫	丙戊酸 拉莫三嗪 左乙拉西坦 托吡酯	拉莫三嗪 左乙拉西坦 丙戊酸 托吡酯	氯硝西泮 苯巴比妥	卡马西平 奥卡西平 苯妥英钠 加巴喷丁 普瑞巴林
仅有全面强直阵挛发作的癫痫	丙戊酸 拉莫三嗪 卡马西平 奥卡西平	左乙拉西坦 托吡酯 丙戊酸 拉莫三嗪	苯巴比妥	
特发性全面性癫痫	丙戊酸 拉莫三嗪	左乙拉西坦 丙戊酸 拉莫三嗪 托吡酯	氯硝西泮 氯巴占 苯巴比妥	卡马西平 奥卡西平 苯妥英钠 加巴喷丁 普瑞巴林
儿童良性癫痫伴中央颞区棘波、Panayiotopoulos 综合征或晚发性儿童枕叶癫痫（Gastaut 型）	卡马西平 奥卡西平 左乙拉西坦 丙戊酸 拉莫三嗪	卡马西平 奥卡西平 左乙拉西坦 丙戊酸 拉莫三嗪 托吡酯 加巴喷丁	苯巴比妥 苯妥英钠 普瑞巴林	
West 综合征（婴儿痉挛症）	类固醇	托吡酯 丙戊酸 氯硝西泮 拉莫三嗪		

续表

癫痫综合征	一线药物	添加药物	可以考虑的药物	可能加重发作的药物
Lennox-Gastaut 综合征	丙戊酸	拉莫三嗪	托吡酯 左乙拉西坦	卡马西平 奥卡西平 加巴喷丁 普瑞巴林
Dravet 综合征	丙戊酸 托吡酯	左乙拉西坦 氯硝西泮		卡马西平 奥卡西平 加巴喷丁 拉莫三嗪 苯妥英钠 普瑞巴林
Landau-Kleffner 综合征	丙戊酸 氯硝西泮 类固醇	左乙拉西坦 拉莫三嗪 托吡酯		卡马西平 奥卡西平
肌阵挛 - 失张力癫痫	丙戊酸 托吡酯 氯硝西泮	拉莫三嗪 左乙拉西坦		卡马西平 奥卡西平 苯妥英钠 加巴喷丁 普瑞巴林

第三节　癫痫常用治疗药物

一、抗癫痫药简介

20 世纪 80 年代之前共有 7 种主要的抗癫痫药应用于临床,习惯上称为传统抗癫痫药。20 世纪 80 年代以后陆续开发并上市了多种新型抗癫痫药。具体见表 4-3。

表 4-3　传统抗癫痫药和新型抗癫痫药

传统抗癫痫药	新型抗癫痫药
卡马西平(carbamazepine,CBZ)	氯巴占(clobazam,CLB)
氯硝西泮(clonazepam,CZP)	非氨酯(felbamate,FBM)
乙琥胺(ethosuximide,ESM)	加巴喷丁(gabapentin,GBP)
苯巴比妥(phenobarbital,PB)	拉莫三嗪(lamotrigine,LTG)

续表

传统抗癫痫药	新型抗癫痫药
苯妥英钠(phenytoin sodium,PHT) 扑米酮(primidone,PRM) 丙戊酸(valproate,VPA)	拉考沙胺(lacosamide,LCM) 左乙拉西坦(levetiracetam,LEV) 奥卡西平(oxcarbazepine,OXC) 普瑞巴林(pregabalin,PGB) 替加宾(tiagabine,TGB) 托吡酯(topiramate,TPM) 氨己烯酸(vigabatrin,VGB) 唑尼沙胺(zonisamide,ZNS)

二、抗癫痫药的作用机制

目前对于抗癫痫药的作用机制尚未完全了解,有些抗癫痫药是单一作用机制,而有些抗癫痫药可能是多重作用机制。了解抗癫痫药的作用机制是恰当地选择药物、了解药物之间相互作用的基础。以下是抗癫痫药可能的作用机制(表 4-4)。

表 4-4 抗癫痫药可能的作用机制

药物名称	电压依赖性的钠通道阻滞剂	增加脑内或突触GABA量	选择性增强 GABA介导作用	直接促进氯离子内流	钙通道阻滞剂	其他
卡马西平	++	?				+
苯二氮䓬类			++		+(L 型)	
苯巴比妥		+	+	++	?	
苯妥英钠	++				?	+
扑米酮		+	+	++	?	
丙戊酸钠	?	+	?		+(T 型)	++
加巴喷丁	?	?			++(N 型,P/Q 型)	?
拉莫三嗪	++	+			++(N,P/Q,R,T 型)	+
左乙拉西坦		?	+		+(N 型)	++
奥卡西平	++	?			+(N,P 型)	+
托吡酯	++	+	+		+(L 型)	+

三、抗癫痫药的药动学特征

在临床使用中除考虑药物的安全性和有效性外,还应当参考药物的药动学特点来选择药物。抗癫痫药的药动学特征见表 4-5。

表 4-5 抗癫痫药的药动学特征

药物名称	生物利用度 /%	一级动力学	蛋白结合率 /%	半衰期 / 小时	血浆浓度达峰时间 / 小时	活性代谢产物	对肝药酶的作用
卡马西平	75~85	是	65~85	25~34(初用药) 8~20(几周后)	4~8	有	自身诱导
氯硝西泮	>80	是	85	20~60	1~4	有	
苯巴比妥	80~90	是	45~50	40~90	1~6	无	诱导
苯妥英钠	95	否	90	12~22	3~9	无	诱导
扑米酮	80~100	是	20~30	10~12	2~4	有	间接诱导
丙戊酸钠	70~100	否	90~95	8~15	1~4	有	抑制
加巴喷丁	<60	否	0	5~7	2~3	无	无
拉莫三嗪	98	是	55	15~30	2~3	无	无
左乙拉西坦	<100	是	0	6~8	0.6~1.3	无	无
奥卡西平	<95	是	40	8~25	4.5~8	有	弱诱导
托吡酯	≥80	是	13	20~30	2~4	无	弱抑制

四、常用抗癫痫药的用法、用量

抗癫痫药对中枢神经系统的不良影响在治疗开始的最初几周明显,以后逐渐消退。减少治疗初始阶段的不良反应可以提高患者的依从性,而使治疗能够继续。因此,抗癫痫药应该从较小的剂量开始,缓慢增加剂量直至发作控制或最大可耐受剂量。儿童按体重计算药量,但最大剂量不应该超过成人剂量。治疗过程中患者如果出现剂量相关的不良反应(如头晕、嗜睡、疲劳、共济失调等)可暂时停止增加剂量或酌情减少当前用量,待不良反应消退后再继续增加量至目标剂量。通过血药物浓度的测定,临床可以依据患者的个体情况,利用药动学的原理和方法,调整药物剂量,进行个体化药物治疗。这不仅可提高药物治疗效果,也可避免或减少可能产生的药物不良反应。血药浓度检测的指征如下:

1. 药物剂量与血药浓度不成正比例关系(如苯妥英钠,具有饱和性药动学特点),而且治疗窗很窄,安全范围小,易发生血药浓度过高引起的毒性反应。因此,患者药物达到维持剂量后以及每次剂量调整后,都应当测定血药浓度。

2. 抗癫痫药已用至维持剂量仍不能控制发作时应测定血药浓度,以帮助确定是否需要调整药物剂量或更换药物。

3. 在服药过程中患者出现明显的不良反应,测定血药浓度可以明确是否为药物剂量过大或血药浓度过高所致。

4. 特殊人群,如患者出现肝肾或胃肠功能障碍、癫痫持续状态、怀孕等可能影响药物在体内的代谢,应监测血药浓度,以便及时调整药物剂量。

5. 合并用药尤其与影响肝药酶的药物合用时,可能产生药物相互作用,影响药物代谢和血药浓度。

6. 成分不明的药物,特别是国内有些自制的抗癫痫"中成药",可能加入了廉价的抗癫痫药。血药浓度测定有助于了解患者所服药物的真实情况,引导患者接受正规治疗。

7. 评价患者对药物的依从性,即患者是否按医嘱服药。

抗癫痫药的用法、用量及血药浓度参考值见表 4-6。

表 4-6　常用抗癫痫药的用法、用量及有效血药浓度

药物名称	人群	起始剂量	增加剂量	维持剂量	最大剂量	有效浓度	服药次数
卡马西平	成人	100~200mg/d	逐渐增加	400~1 200mg/d	1 600mg/d	4~12mg/L	2~3 次/d
	儿童	<6 岁 5mg/(kg·d)	每 5~7 天增加 1 次	10~20mg/(kg·d)	400mg/d		2 次/d
		6~12 岁 100mg/d	每 2 周增加 1 次	400~800mg	1 000mg		3~4 次/d
氯硝西泮	成人	1.5mg/d	0.5~1mg/3d	4~8mg/d	20mg/d		3 次/d
	儿童	10 岁以下或体重 <30kg,0.01~0.03mg/(kg·d)	0.25~0.5mg/3d	0.1~0.2mg/(kg·d)	0.1~0.2mg/(kg·d)	20~90μg/L	2~3 次/d

续表

药物名称	人群	起始剂量	增加剂量	维持剂量	最大剂量	有效浓度	服药次数
苯巴比妥	成人			90mg/d	极量：250mg/次 500mg/d	15~40mg/L	1~3次/d
	儿童			3~5mg/(kg·d)			1~3次/d
苯妥英钠	成人	200mg/d	逐渐增加	250~300mg/d		10~20mg/L	2~3次/d
	儿童	5mg/(kg·d)	逐渐增加	4~8mg/(kg·d)	250mg/d		2~3次/d
丙戊酸钠	成人	5~10mg/(kg·d)	逐渐增加	600~1 200mg/d	1 800mg/d	50~100mg/L	2~3次/d
	儿童	15mg/(kg·d)	逐渐增加	20~30mg/(kg·d)			2~3次/d
加巴喷丁	成人	300mg/d	300mg/d	900~1 800mg/d	2 400~3 600mg/d		3次/d
	儿童	10~15mg/(kg·d)	逐渐增加	25~35mg/(kg·d)	50mg/(kg·d)		3次/d
拉莫三嗪单药治疗	成人	50mg/d	25mg/w	100~200mg/d	500mg/d		2次/d
	儿童	0.3mg/(kg·d)	0.3mg/(kg·d)	2~10mg/(kg·d)	200mg/d		2次/d
拉莫三嗪与丙戊酸合用	成人	12.5mg/d	12.5mg/2w	100~200mg/d			2次/d
	儿童	0.15mg/(kg·d)	0.15mg/(kg·d)	1~5mg/(kg·d)	200mg/d		2次/d
左乙拉西坦	成人	1 000mg/d	500~1 000mg/2w	1 000~4 000mg/d	3 000mg/d		2次/d
	儿童	10mg/kg	10mg/(kg·2w)		30mg/kg		2次/d

续表

药物名称	人群	起始剂量	增加剂量	维持剂量	最大剂量	有效浓度	服药次数
奥卡西平	成人	300mg/d	300mg/w	600~1 200mg/d	2 400mg/d		2 次/d
	儿童	8~10mg/（kg·d）	10mg/（kg·w）	20~30mg/（kg·d）	45mg/（kg·d）		2 次/d
托吡酯	成人	25mg/d	25mg/w	100~200mg/d	1 000mg/d		2 次/d
	儿童	0.5~1mg/（kg·d）	0.5~1mg/（kg·d）	3~6mg/（kg·d）	500mg/d		2 次/d

五、抗癫痫药的不良反应

所有抗癫痫药都可能产生不良反应，其严重程度在不同的个体间有很大的差异。抗癫痫药的不良反应是导致治疗失败的另一个主要原因。大部分不良反应是轻微的，但也有少数会危及生命。

最常见的不良反应包括对中枢神经系统的影响（镇静、嗜睡、头晕、共济障碍、认知受损、记忆力减退等）、对全身多系统的影响（血液系统、消化系统、体重改变、生育问题、骨骼健康等）和特异质反应（表 4-7）。不良反应可以分为以下 4 类：

1. 剂量相关的不良反应　例如苯巴比妥的镇静作用，卡马西平、苯妥英钠引起的头晕、复视、共济失调等与剂量有关。从小剂量开始缓慢增加剂量，尽可能不要超过说明书推荐的最大治疗剂量可以减轻这类不良反应。

2. 长期治疗的不良反应　与累积剂量有关。如给予患者能够控制发作的最小剂量，若干年无发作后可考虑逐渐撤药或减量，有助于减少抗癫痫药的长期不良反应。

3. 特异体质的不良反应　一般出现在治疗开始的前几周，与剂量无关。部分特异体质的不良反应虽然罕见但有可能危及生命。几乎所有的传统抗癫痫药都有特异体质的不良反应的报道，主要有皮肤损害、严重的肝毒性、血液系统损害。新型抗癫痫药中的拉莫三嗪和奥卡西平也有报告。特异体质的不良反应一般比较轻微，在停药后迅速缓解。部分严重的不良反应需要立即停药，并积极对症处理。

4. 致畸作用　癫痫妇女后代的畸形发生率为正常妇女的 2 倍左右。造成后代畸形的原因是多方面的，包括遗传、癫痫发作、服用抗癫痫药等。大多数研究者认为抗癫痫药是造成后代畸形的主要原因，特别是传统抗癫痫药和新型抗癫痫药中的托吡酯,可导致神经管畸形,新生儿出血或唇腭裂等。其他新型抗癫痫药目前认为影响较传统抗癫痫药小,但也须权衡利弊才能使用。

表 4-7 常用抗癫痫药的不良反应

药物名称	剂量相关的不良反应	长期治疗的不良反应	特异体质的不良反应
卡马西平	复视、头晕、视物模糊、恶心、困倦、中性粒细胞减少、低钠血症	低钠血症	皮疹、再生障碍性贫血、史 - 约综合征、肝损害
苯巴比妥	疲劳、嗜睡、抑郁、注意力涣散、多动、易激惹(见于儿童)、攻击行为、记忆力下降	少见皮肤粗糙、性欲下降、突然停药可出现戒断症状、焦虑、失眠等	皮疹、中毒性表皮坏死溶解症、肝炎
苯妥英钠	眼球震颤、共济失调、畏食、恶心、呕吐、攻击行为、巨幼细胞贫血	痤疮、齿龈增生、面部粗糙、多毛、骨质疏松、小脑及脑干萎缩(长期大量使用)、性欲缺乏、维生素 K 和叶酸缺乏	皮疹、周围神经病、史 - 约综合征、肝毒性
丙戊酸钠	震颤、畏食、恶心、呕吐、困倦	体重增加、脱发、月经失调或闭经、多囊卵巢综合征	肝毒性(尤其在 2 岁以下的儿童)、血小板减少、急性胰腺炎(罕见)、丙戊酸钠脑病
托吡酯	畏食、注意力障碍、语言障碍、记忆障碍、感觉异常、无汗	肾结石、体重下降	急性闭角型青光眼(罕见)
加巴喷丁	嗜睡、头晕、疲劳、复视、感觉异常、健忘	较少	罕见
拉莫三嗪	复视、头晕、头痛、恶心、呕吐、困倦、共济失调、嗜睡	攻击行为、易激惹	皮疹、史 - 约综合征、中毒性表皮坏死溶解症、肝衰竭、再生障碍性贫血
奥卡西平	疲劳、困倦、复视、头晕、共济失调、恶心	低钠血症	皮疹
左乙拉西坦	头痛、困倦、易激惹、感染、类流感综合征	较少	无报告

第四节 常见处方审核案例详解

一、遴选药品不适宜

案例1

【处方描述】

性别:男 年龄:13岁

临床诊断:青少年肌阵挛癫痫。

处方内容:

奥卡西平片 0.3g b.i.d. p.o.

【处方问题】遴选药品不适宜:青少年肌阵挛癫痫不宜使用奥卡西平。

【处方分析】根据《临床诊疗指南:癫痫病分册》(2015修订版),对于新诊断的青少年肌阵挛癫痫患者,除部分不适合的患者外,均考虑给予丙戊酸作为首选治疗。如果丙戊酸不适合或不耐受,考虑拉莫三嗪、左乙拉西坦或者托吡酯进行治疗。如果首选治疗无效或不能耐受,可以给予拉莫三嗪、左乙拉西坦、丙戊酸或者托吡酯作为添加治疗。不推荐应用卡马西平、加巴喷丁、奥卡西平、苯妥英钠、普瑞巴林进行治疗。奥卡西平及其药理活性代谢物(10-单羟基衍生物,MHD)可阻滞电压敏感钠离子通道,治疗青少年肌阵挛癫痫可能使症状加重。该患者诊断为青少年肌阵挛癫痫,处方中选用奥卡西平不适宜。因此,本处方属遴选药品不适宜。

【干预建议】建议停用奥卡西平片,改用丙戊酸钠、拉莫三嗪、左乙拉西坦或托吡酯进行治疗。

案例2

【处方描述】

性别:女 年龄:39岁

临床诊断:肺炎;癫痫。

处方内容:

左氧氟沙星片 500mg q.d. p.o.

丙戊酸钠缓释片 500mg b.i.d. p.o.

【处方问题】遴选药品不适宜:癫痫患者不宜选用左氧氟沙星抗菌治疗。

【处方分析】左氧氟沙星为第三代喹诺酮类抗生素,能抑制细菌 DNA 促旋酶的活性,阻碍 DNA 复制,具有抗菌谱广、抗菌作用强的特点。该患者诊断为肺炎,有使用抗菌药的指征,但左氧氟沙星对中枢神经系统具有刺激作用,而且作用呈剂量依赖性,是可逆性的。左氧氟沙星可诱发癫痫,机制可能与其分子结构有关,其分子中含有氟使得该药物有脂溶性好、组织渗透力强、脑脊液浓度高等特点,能较好地透过血脑屏障进入脑组织,抑制 γ- 氨基丁酸与其受体结合,使自主神经末梢释放 γ- 氨基丁酸减少,中枢神经系统兴奋性增加,从而导致癫痫发作。原有癫痫病史的患者使用易致癫痫样发作的药物可致癫痫样发作更易发生。该患者同时诊断有癫痫,喹诺酮类可诱发癫痫,不宜选用。因此,本处方属遴选药品不适宜。

【干预建议】建议将左氧氟沙星改为头孢菌素类抗菌药或其他类型的抗菌药。

案例 3

【处方描述】

性别:男　年龄:11 岁
临床诊断:失神性癫痫。
处方内容:
卡马西平片　　0.1g　q.d.　p.o.

【处方问题】遴选药品不适宜:失神性癫痫发作不宜使用卡马西平。

【处方分析】卡马西平抗癫痫的主要药理作用机制为依赖性地阻滞各种可兴奋细胞膜的 Na^+ 通道,故能明显抑制异常高频放电的发生和扩散。卡马西平片适用于复杂部分发作、全身强直阵挛发作、上述 2 种混合发作或其他部分或全身发作;对典型或不典型失神发作、肌阵挛或失神张力发作无效,甚至可能加重儿童失神性癫痫发作。患儿 11 岁,诊断为失神性癫痫,选用卡马西平片治疗不适宜。因此,本处方属遴选药品不适宜。

【干预建议】建议将卡马西平片改成儿童失神性癫痫的一线治疗药物丙戊酸钠、乙琥胺或拉莫三嗪。

案例4

【处方描述】

性别:男　年龄:26岁

临床诊断:癫痫大发作;脑动脉供血不足。

处方内容:

丙戊酸钠缓释片	500mg	b.i.d.	p.o.
0.9%氯化钠针	250ml		
曲克芦丁脑蛋白水解物注射液	4ml	q.d.	iv.gtt

【处方问题】遴选药品不适宜:癫痫大发作不宜使用曲克芦丁脑蛋白水解物。

【处方分析】曲克芦丁脑蛋白水解物含有大量活性多肽、多种氨基酸及核酸的代谢产物核苷酸,属于改善脑代谢及促智药,临床上主要用于治疗脑血栓、脑栓塞、脑痉挛等急、慢性脑血管疾病,以及颅脑外伤及脑外伤及脑血管疾病(脑供血不全、脑梗死)引起的脑功能障碍等后遗症;闭塞性周围血管疾病、血栓性静脉炎、毛细血管出血以及血管通透性升高引起的水肿。该患者诊断为脑动脉供血不足,有曲克芦丁脑蛋白水解物使用指征,但患者同时诊断为癫痫大发作,癫痫大发作也称为全面强直阵挛发作,使用曲克芦丁脑蛋白水解物可能增加发作频率,曲克芦丁脑蛋白水解物注射液说明书明确指出癫痫持续状态或癫痫大发作患者禁用,所以该患者使用曲克芦丁脑蛋白水解物注射液不适宜。因此,本处方属遴选药品不适宜。

【干预建议】建议停用曲克芦丁脑蛋白水解物注射液,避免癫痫发作患者使用该药,改用其他治疗脑供血不足的药物。

案例5

【处方描述】

性别:女　年龄:29岁

临床诊断:癫痫;妊娠状态。

处方内容:

丙戊酸钠缓释片　500mg　b.i.d.　p.o.

【处方问题】遴选药品不适宜:孕妇不宜使用丙戊酸钠。

【处方分析】女性癫痫患者妊娠期间,绝大多数都需要继续服用抗癫痫药,以避免因癫痫发作给妊娠及胎儿带来不良影响。抗癫痫药可能增加流产、胎儿先天畸形、胎儿宫内生长受限、分娩出血等不良事件的潜在风险。目前临床所使用的抗癫痫药几乎都能透过胎盘屏障，妊娠期服用单药治疗的致畸率在 3% 左右（正常人群约 2%），而多药联合治疗的致畸率可高达 17%。因此，妊娠期建议采用最小有效剂量、单药治疗方案。相对于其他抗癫痫药而言，丙戊酸单药或联合用药时，尤其当药物总剂量 >1 000mg/d 时，胎儿罹患神经管缺损、脊柱裂、泌尿生殖系统先天畸形的概率相对较高。同时，妊娠期使用抗癫痫药可能对癫痫女性的后代的智力发育造成影响，尤其是苯巴比妥和丙戊酸钠。欧洲药品管理局（EMA）的药物警戒风险评估委员会（PRAC）2018 年建议采取新的监管措施以避免孕妇子宫中的胎儿暴露于丙戊酸，因曾在子宫中暴露于丙戊酸的婴幼儿会有畸形和发育的系列问题。新的监管措施包括对于癫痫患者：①妊娠期禁用丙戊酸；②在具有生育能力的女性患者中禁用丙戊酸，除非满足妊娠防范计划（PPP）的要求。综上所述，不建议丙戊酸钠用于孕妇。因此，本处方属遴选药品不适宜。

【干预建议】患有癫痫的育龄女性如有生育需求，建议在怀孕前与医师沟通重新评估并调整抗癫痫治疗方案，建议抗癫痫药治疗调整最好在受孕前完成；尽量在癫痫发作控制稳定后开始备孕，尤其是对于全身强直阵挛发作患者；尽可能避免使用丙戊酸、扑米酮、苯巴比妥等抗癫痫药；尽量将抗癫痫药调整至单药治疗的最低有效剂量。该患者目前已经怀孕，且正在服用丙戊酸钠缓释片，建议征求患者个人意愿是否继续妊娠，若患者选择继续妊娠，建议选择拉莫三嗪。拉莫三嗪动物生殖实验证明不损害生育力。动物生殖毒性研究证明其超过人类治疗剂量时并未有致畸作用。来源于几个前瞻性的妊娠研究档案的上市后资料记录了超过 8 700 名处于妊娠前三个月的孕妇暴露于本品单药治疗下的数据显示，拉莫三嗪并未增加先天畸形的风险。尽管有限的几个登记研究数据报告有增加单纯唇裂的风险，但一项病例对照研究表明，与暴露后拉莫三嗪产生的其他缺陷相比唇裂风险并未增加。因此，拉莫三嗪说明书建议在预期利益大于潜在风险的情况下可以使用。

案例6

【处方描述】

性别：女　年龄：10 岁

临床诊断：癫痫；*HLA-B*1502* 等位基因阳性。

处方内容：

卡马西平片　　200mg　t.i.d.　p.o.

【处方问题】遴选药品不适宜:*HLA-B*1502* 等位基因阳性患者不宜使用卡马西平。

【处方分析】华裔汉族和泰国患者的回顾性研究发现,史 - 约综合征(SJS)和中毒性表皮坏死松解症(TEN)皮肤反应与使用卡马西平以及患者体内携带 *HLA-B*1502* 等位基因之间存在很强的相关性。*HLA-B*1502* 等位基因的发生率范围在中国汉族人群中为 2%~12%,泰国人群中约 8%。在某些携带 *HLA-B*1502* 等位基因的人口比例较高的亚洲地区和国家,SJS 的报告率较高,如中国台湾,马来西亚和菲律宾。据报道,菲律宾和马来西亚携带该等位基因的人口比例超过 15%;韩国和印度分别达 2%~6%;而欧洲白色人种、部分非洲人群、美国土著、西班牙裔抽样人群和日本,*HLA-B*1502* 等位基因的流行率可以忽略不计(<1%)。

HLA-A*3101 也可能是发生 SJS、TEN、超敏反应综合征(DRESS)、急性泛发性发疹性脓疱病(AGEP)以及斑丘疹这类皮肤不良反应的危险因素。在日本和北欧人群中进行的回顾性基因组相关性研究报告了卡马西平相关的严重皮肤反应(SJS、TEN、DRESS、AGEP 和斑丘疹),与患者存在 *HLA-A*3101* 等位基因有相关性。种族人群之间 *HLA-A*3101* 等位基因的分布率变化也很大,在欧洲人群其发生率为 2%~5%,日本人群约 10%。估计在大部分欧洲人、澳洲人、亚洲人、非洲人和北美人当中,这一等位基因的分布率都低于 5%,有些例外的分布率为 5%~12%。

对于发现已检查患者 *HLA-B*1502* 呈阳性或 *HLA-A*3101* 呈阳性,应避免使用卡马西平治疗,除非获益显著高于风险。*HLA-B*1502* 可能是同时服用与 SJS/TEN 相关的其他抗癫痫药的中国患者出现 SJS/TEN 的一种风险因素,因此,认为 *HLA-B*1502* 阳性患者应避免使用与 SJS/TEN 相关的其他药物,可以使用其他等效的替代疗法。遗传上属于危险种族的患者,建议在使用卡马西平前进行筛查;对 *HLA-B*1502* 或 *HLA-A*3101* 人口比例较低国家的患者,一般不推荐进行筛查。正在使用卡马西平的患者,一般也不推荐进行筛查,因为不论是否携带 *HLA-B*1502* 或 *HLA-A*3101* 等位基因,SJS/TEN 的风险大多局限于治疗的前几个月出现。已证实筛查出 *HLA-B*1502* 或 *HLA-A*3101* 等位基因的患者,避免使用卡马西平,可以降低卡马西平引起 SJS/TEN 的发生率。该患者 *HLA-B*1502* 等位基因阳性,服用卡马西平后发生严重皮肤反应如 SJS/TEN 的风险明显增高,不宜使用卡马西平以及与 SJS/TEN 相关的其他抗癫痫药如苯妥英钠、拉莫三嗪。因此,本处方属遴选药品不适宜。

【干预建议】建议停用卡马西平片,改用其他与 SJS/TEN 等严重皮肤反应无关的抗癫痫药如丙戊酸钠。

案例7

【处方描述】

性别:男　年龄:46 岁
临床诊断:癫痫;慢性肝炎。
处方内容:
丙戊酸钠缓释片　　500mg　b.i.d.　p.o.

【处方问题】遴选药品不适宜:慢性肝炎患者不宜使用丙戊酸钠。

【处方分析】丙戊酸钠为广谱抗癫痫药,主要经肝脏代谢,然后与葡糖醛酸结合经肾排出,不良反应有肝脏毒性、谷丙转氨酶升高、总胆红素升高等表现,国外有中毒致死的病例报道。在所有抗癫痫药引发的肝损害中,丙戊酸钠占首位。美国 FDA 已将丙戊酸钠可能导致的肝中毒、胎儿畸形、胰腺炎 3 项不良反应纳入黑框警告。急性肝炎患者、慢性肝炎患者、有严重肝炎病史或家族史者,特别是与用药相关的肝卟啉症患者禁用丙戊酸钠。该患者有慢性肝炎病史,选用丙戊酸钠不适宜。因此,本处方属遴选药品不适宜。

【干预建议】建议停用丙戊酸钠缓释片,改用其他抗癫痫药。

案例8

【处方描述】

性别:男　年龄:38 岁
临床诊断:癫痫;抑郁障碍。
处方内容:
丙戊酸钠缓释片　　500mg　b.i.d.　p.o.
安非他酮片　　　　150mg　t.i.d.　p.o.

【处方问题】遴选药品不适宜:安非他酮存在使用禁忌。

【处方分析】安非他酮为抗抑郁药,其作用机制可能与去甲肾上腺素和 / 或多巴胺能作用有关。安非他酮的推荐剂量不超过 300mg/d,如已连续使用几周后仍没有明显的疗效,可以考虑逐渐增加至每日最大剂量 450mg。安非他酮 450~600mg/d 的剂量会使癫痫的发生率增长近 10 倍,说明癫痫的发生与剂量有明显的相关性。突然给药或增大剂量均会增加癫痫的发生,可在治疗过程中发生,也可在获得稳定剂量后的几周后出现。此外,许多因素均可导致癫痫发作的可能性增加,因此,安非他酮片说明书注明有癫痫病史者禁用本品。该患者诊断为癫痫,安非他酮存在使用禁忌。因此,本处方属遴选药品不适宜。

【干预建议】建议停用安非他酮片,改用其他抗抑郁药如度洛西汀。

二、药品剂型或给药途径不适宜

案例9
【处方描述】

性别:男　年龄:37 岁
临床诊断:癫痫。
处方内容:
丙戊酸钠缓释片　0.5g　b.i.d.　鼻饲

【处方问题】给药途径不适宜:丙戊酸钠缓释片不宜鼻饲给药。

【处方分析】缓释片通过缓释辅料如缓释骨架结构或包衣使药物缓慢释放,从而保持较长时间的药效。缓释片可使血药浓度较平稳,药物作用时间长,服药次数减少。由于缓释片通过缓释骨架或膜控缓释结构控制药物的释放速度以维持血药浓度,当药片掰碎后,缓释结构被破坏,而达不到缓释和长效的目的。此外,对于半衰期短且治疗窗窄的药物,掰开后服用还会因药物快速崩解释放而导致体内药物浓度骤然上升,引起药物中毒。该患者服用的丙戊酸钠缓释片为缓释制剂,可整片吞服,也可对半掰开服用,但不能研碎或咀嚼,否则会失去缓释作用,所以本处方中丙戊酸钠缓释片鼻饲给药不合理。因此,本处方属药品剂型或给药途径不适宜。

【干预建议】需要鼻饲时建议更改为丙戊酸钠口服液或普通片。

案例10
【处方描述】

性别:男　年龄:5 岁 10 个月
临床诊断:癫痫持续状态。
处方内容:
地西泮注射液　4mg　q.d.　i.m.

【处方问题】给药途径不适宜:地西泮注射液禁止用于儿童肌内注射。

【处方分析】癫痫持续状态是指一次癫痫发作(包括各种类型的癫痫发作)持续时间大大超过该型癫痫发作的大多数患者的发作时间,或反复发作,在发作间期患者的意识状态不能恢复到基线状态。从临床实际操作角度来看,全面性惊厥性发作持续超过 5 分钟,或者非惊厥性发作或部分发作持续超过 15 分钟,或者 5~30 分钟内 2 次发作间歇期意识未完全恢复者,即可以考虑为早期癫痫持续状态。《临床诊疗指南:癫痫病分册》(2015 修订版)推荐,对于建立静脉通路的患者,癫痫持续状态的一线治疗药物是苯二氮草类药物,包括劳拉西泮、地西泮、咪达唑仑(非静脉应用)。本处方使用地西泮注射液控制癫痫持续状态,遴选药品合理。

2005 年国家食品药品监督管理局出台《关于加强苯甲醇注射液管理的通知》。2012 年国家食品药品监督管理局通过药品不良反应监测,发现个别儿童使用含苯甲醇的注射液肌内注射后出现"臀肌挛缩症"的病例报告,因此,再次发布通知,通知明确规定凡处方中含有苯甲醇的注射液,其说明书应当明确标注"本品含苯甲醇,禁止用于儿童肌内注射";凡使用苯甲醇作为溶媒的注射剂,其说明书必须明确标注"本品使用苯甲醇作为溶媒,禁止用于儿童肌内注射"。本处方开具的地西泮注射液含有苯甲醇,禁止用于儿童肌内注射。该患者为 5 岁的儿童,诊断为癫痫持续状态,肌内注射地西泮注射液不合理。因此,本处方属药品剂型或给药途径不适宜。

【干预建议】建议地西泮注射液给药途径由肌内注射改为静脉注射。

三、用法、用量不适宜

案例 11

【处方描述】

性别:男　年龄:42 岁
临床诊断:癫痫。
处方内容:
卡马西平片　　1g　　t.i.d.　　p.o.

【处方问题】用法、用量不适宜:卡马西平的剂量过大。

【处方分析】根据卡马西平片说明书,抗癫痫的初始剂量每次 100~200mg,每天 1~2 次;逐渐增加剂量直至最佳疗效(通常为每次 400mg,每天 2~3 次)。某些患者罕有需加至每天 1 600mg。本处方中的卡马西平日总剂量为 3g,超过说明书最大日剂量。卡马西平过量可引起以下不良事件甚至致死:①中枢神经系统,包括中枢抑制、定向力障碍、嗜睡、激越、幻觉、昏迷、视物模糊、发音含糊、构音障碍、眼球震颤、共济失调、运动障碍、初期反射亢进、后期反射减弱、惊厥、精神运动性障碍、肌阵挛、体温过低、瞳孔散大;

②呼吸系统,包括呼吸抑制、肺水肿;③心血管系统,包括心动过速、低血压、高血压(有时)、伴有 QRS 波增宽的传导阻滞、心搏骤停引起晕厥;④消化系统,包括呕吐、胃排空迟缓、肠蠕动减少;⑤泌尿系统,包括尿潴留、少尿或无尿、体液潴留、由于卡马西平的抗利尿激素(ADH)样作用而引起的水中毒。因此,不建议卡马西平超过说明书最大日剂量,因此,本处方属用法、用量不适宜。

【干预建议】建议按照说明书用法、用量使用,避免发生严重不良事件。如果癫痫控制不佳,建议联合其他抗癫痫药。

案例 12

【处方描述】

> 性别:女　年龄:22 岁
> 临床诊断:癫痫;慢性肾脏病(CKD 4 期)。
> 处方内容:
> 左乙拉西坦片　1g　t.i.d.　p.o.

【处方问题】用法、用量不适宜:CKD 4 期患者使用左乙拉西坦需调整剂量。

【处方分析】左乙拉西坦在人体内主要从尿液中排泄(约为剂量的 95%,且约 93% 在 48 小时内排泄),从粪便内排泄的药物仅仅占 0.3%。左乙拉西坦和其主要代谢产物(UCBL057)的肾脏清除率分别为 0.6ml/(min·kg)和 4.2ml/(min·kg),表明左乙拉西坦通过肾小球滤过后经肾小管重吸收后排出,主要代谢产物也是通过肾小管分泌和肾小球滤过消除,因此,左乙拉西坦的消除率和肌酐清除率相关。对肾功能损害患者,左乙拉西坦和主要代谢产物的体内清除率取决于肌酐清除率。对中度或者重度肾功能不全患者,说明书建议根据肌酐清除率调整每日维持剂量。该患者诊断为 CKD 4 期,肌酐清除率 <30ml/(min·1.73m^2),属于肾功能严重异常,说明书推荐剂量为每次 250~500mg,每日 2 次。本处方开具的左乙拉西坦片剂量为每次 1g,每日 3 次,超过说明书推荐剂量。因此,本处方属用法、用量不适宜。

【干预建议】建议按照说明书用法、用量使用,改为 500mg b.i.d.。如果癫痫控制不佳,建议联合其他抗癫痫药。

四、联合用药不适宜

案例 13

【处方描述】

> 性别：男　年龄：65 岁
>
> 临床诊断：癫痫（局灶性发作）；帕金森病。
>
> 处方内容：
>
> 卡马西平片　　400mg　b.i.d.　p.o.
>
> 多巴丝肼片　　250mg　t.i.d.　p.o.
>
> 司来吉兰片　　5mg　　　q.d.　　p.o.

【处方问题】联合用药不适宜：卡马西平与司来吉兰不宜联用。

【处方分析】《临床诊疗指南：癫痫病分册》(2015 修订版) 推荐癫痫患者局灶性发作的一线用药为卡马西平、拉莫三嗪或左乙拉西坦。奥卡西平也可作为一线用药用于儿童新诊断局灶性发作的治疗。如果卡马西平、奥卡西平、拉莫三嗪或左乙拉西坦不合适或不耐受，可考虑丙戊酸。如果以上 5 个抗癫痫药中的第一次选用的药物无效，可从中选择另一种药物。如果第二个耐受性好的抗癫痫药无效，可考虑联合治疗。当一线治疗无效或不能耐受时，卡马西平、奥卡西平、拉莫三嗪、左乙拉西坦、丙戊酸、托吡酯、加巴喷丁均可作为局灶性发作的添加用药。如果添加治疗无效或不能耐受，可考虑的其他抗癫痫药有苯巴比妥、苯妥英钠。

该患者诊断为癫痫（局灶性发作），使用卡马西平治疗癫痫。根据《临床诊疗指南：癫痫病分册》(2015 修订版) 的推荐，卡马西平为局灶性发作的一线用药，因此，药物选择合理。但是卡马西平的结构与三环类抗抑郁药相似，可抑制 5-HT 再摄取，而患者同时开具了抗帕金森病药司来吉兰，司来吉兰为单胺氧化酶抑制剂（MAOI），可抑制 5-HT 代谢，卡马西平与司来吉兰合用可引起体内 5-HT 蓄积，使患者罹患 5-HT 综合征的风险升高。卡马西平说明书【禁忌】项下也注明应避免与单胺氧化酶抑制剂合用。本处方同时开具了卡马西平与司来吉兰，两者联用不适宜。因此，本处方属联合用药不适宜。

【干预建议】建议在服用卡马西平之前，停服单胺氧化酶抑制剂司来吉兰至少 2 周；或者停用卡马西平，改为可以与司来吉兰合用的拉莫三嗪或左乙拉西坦。

案例 14

【处方描述】

性别：男　年龄：25 岁

临床诊断：癫痫。

处方内容：

奥卡西平片	300mg	b.i.d.	p.o.
卡马西平片	100mg	b.i.d.	p.o.
丙戊酸钠缓释片	500mg	b.i.d.	p.o.

【处方问题】联合用药不适宜中的重复用药：奥卡西平与卡马西平的药理作用相似。

【处方分析】奥卡西平是卡马西平的 10-酮基衍生物，主要通过奥卡西平的代谢物单羟基衍生物（MHD）发挥药理作用。奥卡西平和 MHD 的作用机制被认为主要是通过阻滞电压敏感钠通道，从而稳定过度兴奋的神经元细胞膜，抑制神经元的重复放电，减少突触冲动的传播。此外，通过增加钾的传导性和调节高电压激活钙通道同样起到抗惊厥的效果。

奥卡西平与卡马西平均为电压依赖钠通道阻滞剂，奥卡西平的药理作用与卡马西平也相似，不建议两者联用，避免增加不良反应的发生风险。因此，本处方属联合用药不适宜中的重复用药。

【干预建议】不建议卡马西平与奥卡西平联用，使用其中 1 种即可。

案例 15

【处方描述】

性别：男　年龄：69 岁

临床诊断：败血症；癫痫。

处方内容：

0.9% 氯化钠注射液	100ml		
美罗培南注射液	0.5g	q8h.	iv.gtt
丙戊酸钠缓释片	0.5g	b.i.d.	p.o.

【处方问题】联合用药不适宜：美罗培南与丙戊酸钠存在不良相互作用。

【处方分析】美罗培南与丙戊酸同时应用时会使丙戊酸的血药浓度明显降低，可导致癫痫再发作。有报告显示，当丙戊酸（VPA）与碳青霉烯类药物（CBPMs）共同服用时，可导致丙戊酸在血液中的水平降低，在 2 天内减少 60%~100%，有时可能引发惊厥。CBPMs 可以影响 VPA 的吸收、分布、代谢等环节。在吸收环节，CBPMs 可以抑制 VPA 在肠道内的吸收，并可抑制肠道菌群产生 β - 葡糖醛酸酶，减少 VPA 的肝肠循环。动物实验显示，CBPMs 可以抑制家兔和大鼠体内的 50%~90% 的 VPA 葡糖苷酸化合物（VPA-G）转化为 VPA。在分布环节，CBPMs 可以通过抑制红细胞膜上的多药耐药转运体，使红细胞中的 VPA 不能排到细胞外，增加 VPA 在红细胞内的分布。在代谢环节，VPA 主要经尿苷二磷酸葡糖醛酸转移酶（UGT）代谢为 VPA-G，CBPMs 可以增加 UDP- 葡糖醛酸水平而提高 UGT 对 VPA 代谢的能力。因此，CBPMs 可以通过多种途径引起 VPA 血药浓度的下降。由于碳青霉烯类药物降低丙戊酸的浓度发生迅速、下降程度明显，应当避免对丙戊酸水平稳定的患者联合使用碳青霉烯类药物。欧洲药品管理局（EMA）在 2010 年就曾在药品安全性报告中提示，应避免同时使用碳青霉烯类药物和丙戊酸 / 丙戊酸钠，因为这会降低丙戊酸的血浆浓度。美罗培南说明书中也注明禁止美罗培南与丙戊酸联用。因此，本处方存在不良相互作用，属联合用药不适宜。

【干预建议】建议避免美罗培南与丙戊酸钠联合使用，将丙戊酸钠换成其他抗癫痫药，或者将美罗培南换成其他治疗败血症有效且与丙戊酸钠相互作用小的抗菌药。

第五节　小　　结

抗癫痫药治疗是癫痫的最重要和最基本的治疗方式，也是癫痫的首选治疗。选择抗癫痫药的基本原则是根据发作类型和综合征分类进行选药，同时还需要考虑以下因素：禁忌证、可能的不良反应、达到治疗剂量的时间、服药次数及恰当的剂型、特殊治疗人群（如儿童、育龄妇女、老人等）的需要、药物之间的相互作用以及药物来源和费用等。药师在进行抗癫痫药处方审核时，需注意以下几个方面：

1. 处方选择的抗癫痫药是否与发作类型和综合征相符合。青少年肌阵挛癫痫、儿童失神性癫痫选用卡马西平、奥卡西平、苯妥英钠等可能导致病情加重。

2. 关注特殊人群用药安全。孕妇尽量采用单药最小有效剂量控制，尽量不选择丙戊酸钠、苯巴比妥等对胎儿致畸性大的抗癫痫药。慢性肝炎患者不宜选择丙戊酸钠等肝毒性大的药物。肾功能不全患者需注意药物对肾功能的影响，选择对肾功能影响小的药物，注意药物剂量的调整。老年人有共患病，除了考虑老年人生理或者病理对抗癫痫药药效学和药动学的影响外，还需要考虑药物相互作用的影响,可选择相互作用小的抗癫痫药。

3. 审核处方中是否存在癫痫患者禁用或者慎用的药物,在有其他药物可替代的情况下可优化药物选择,不选择禁用和慎用的药物。如曲克芦丁脑蛋白水解物注射液癫痫持续状态或癫痫大发作患者禁用;氟喹诺酮类药物对中枢神经系统具有刺激作用,可诱发癫痫;原有癫痫病史的患者使用易致癫痫样发作的药物可致癫痫样发作更易发生,因此,不宜选用。

4. 关注药品的特殊不良反应。如 *HLA-B*1502* 等位基因阳性的患者不宜选用卡马西平,以免发生卡马西平相关的严重皮肤反应(SJS、TEN、DRESS、AGEP 和斑丘疹)。

5. 注意药物间相互作用。如卡马西平避免与单胺氧化酶抑制剂合用、碳青霉烯类抗菌药禁止与丙戊酸钠联用。

6. 审核药物的用法、用量和给药途径是否正确。如丙戊酸钠缓释片研磨鼻饲,破坏了缓释片的结构,影响缓释效果,增加不良反应的发生风险;地西泮中含有苯甲醇,禁止用于儿童肌内注射。在用法、用量方面,需关注超说明书用量的循证证据,审核超说明书用药知情同意和相关申请问题。

7. 注意药物联用的合理性,是否存在重复用药或者作用机制是否相同或相似。一般情况下,不推荐药理作用相同或者相似的 2 种药物联用。

(张晓娟 吴巧利)

参考文献

[1] GBD 2016 Epilepsy Collaborators. Global, regional, and national burden of epilepsy, 1990-2016: a systematic analysis for the Global Burden of Disease Study 2016. Lancet Neurol, 2019, 18(4): 357-375.

[2] SONG P G, LIU Y Z, YU X W, et al. Prevalence of epilepsy in China between 1990 and 2015: A systematic review and meta-analysis. J Glob Health, 2017, 7 (2): 020706.

[3] 贾建平, 陈生弟. 神经病学. 8 版. 北京: 人民卫生出版社, 2018.

[4] 中国抗癫痫协会. 临床诊疗指南: 癫痫病分册 (2015 修订版). 北京: 人民卫生出版社, 2015.

下 篇

精神障碍处方审核
案例详解

第五章

精神障碍总论

第一节　精神障碍概述

精神障碍是在精神方面具有诊断意义的一类疾病问题,以认知、情绪、行为等方面的改变为特征,同时可伴有痛苦体验和 / 或功能损害。如抑郁障碍患者呈现出明显病态的抑郁体验,儿童注意缺陷障碍患者以多动为主要特征表现。精神障碍根据有无器质性因素分为器质性精神障碍和功能性精神障碍,器质性精神障碍包括脑炎以及慢性脏器衰竭所致精神障碍等,功能性精神障碍又分为重性精神障碍如精神分裂症和轻性精神障碍如焦虑症、应激所致精神障碍等。

常见的精神障碍分类系统有疾病及有关保健问题的国际分类(International Statistical Classification of Disease and Related Heath Problems,ICD 系统)、美国《精神障碍诊断与统计手册》(Diagnostic and Statistical Manual of Mental Disorder, DSM 系统)以及《中国精神障碍分类与诊断标准》(Chinese Classification and Diagnostic Criteria of Mental Disorders,CCMD 系统)。

国际卫生组织编写的《疾病及有关保健问题的国际分类》简称国际分类,英文缩写为 ICD,最新版本为 ICD-11,并将于 2022 年 1 月 1 日正式生效,但 ICD-10 版本仍在国际上具有广泛的影响力,被许多国家地区政府卫生部门(包括我国国家卫生健康委员会)认可。ICD-10 对精神障碍的主要分类如下:

F00~F09　器质性(包括症状性)精神障碍

F10~F19　使用精神活性物质所致的精神及行为障碍

F20~F29　精神分裂症、分裂型及妄想性障碍

F30~F39　心境(情感性)障碍

F40~F49　神经症性、应激性及躯体形式障碍

F50~F59　伴有生理障碍及躯体因素的行为综合征

F60~F69　成人的人格与行为障碍

F70~F79　精神发育迟缓

F80~F89　心理发育障碍

F90~F98　通常发生于儿童及少年期的行为及精神障碍

F99　待分类的精神障碍

由美国精神病学会编写的《精神障碍诊断与统计手册》，简写为 DSM。其最早的 DSM-1 版本是在 ICD-6 的基础上编写的，目前最新版本为 DSM-5，其虽然通行于美国，但在国际上也具有巨大的影响力。DSM-5 将精神障碍分为二十大类，相比之前的分类依据，更反映了疾病间神经科学交叉研究的最新证据，而且排除了部分历史上主观分类的观念，强化了共病。以下是 DSM-5 中的几大类精神障碍种类：

1　神经发育障碍

2　精神分裂症谱系及其他精神病性障碍

3　双相及相关障碍

4　抑郁障碍

5　焦虑障碍

6　强迫及相关障碍

7　创伤及应激相关障碍

8　分离障碍

9　躯体症状及相关障碍

10　喂食及进食障碍

11　排泄障碍

12　睡眠 - 觉醒障碍

13　性功能失调

14　性别烦躁

15　破坏性、冲动控制及品行障碍

16　物质相关及成瘾障碍

17　神经认知障碍

18　人格障碍

19　性欲倒错障碍

20　其他精神障碍

由中华医学会精神病学分会编写的《中国精神障碍分类与诊断标准》，简写为 CCMD。目前最新版本仍为 2001 年推出的第 3 版 CCMD-3。CCMD-3 的描述部分参考了《ICD-10 临床描述与诊断标准》，诊断标准参考了《ICD-10 研究用标准》与美国的《精神障碍诊断与统计手册》第 4 版。

CCMD-3 将精神障碍主要分为以下几个大类：

0 器质性精神障碍

1 精神活性物质所致精神障碍或非成瘾物质所致精神障碍

2 精神分裂症(分裂症)和其他精神病性障碍

3 心境障碍(情感性精神疾病)

4 癔症、应激相关障碍、神经症

5 心理因素相关生理障碍

6 人格障碍、习惯与冲动控制障碍和性心理障碍

7 精神发育迟滞与童年和少年期心理发育障碍

8 童年和少年期的多动障碍、品行障碍、情绪障碍

9 其他精神障碍和心理卫生情况

第二节　精神障碍疾病特点

精神障碍患者的临床症状一般不会随时呈现出来,需经医师反复仔细观察与检查才能发现,主要通过交谈和观察等精神检查方法发现患者是否有精神症状,特别是某些隐蔽症状。常见的精神症状有感知觉障碍、思维障碍、注意障碍、记忆障碍、智能障碍、定向力障碍、情感障碍、意志障碍、动作行为障碍、意识障碍、自知力障碍等。以上各个类型的障碍具体包括如下:

1. 感知觉障碍　包括感觉障碍(如感觉减退、感觉过敏、内感性不适)、知觉障碍(如错觉、幻觉)和感知综合障碍。

2. 思维障碍　包括思维形式障碍(如思维奔逸、思维迟缓、思维贫乏、思维散漫、思维破裂、词语杂拌、思维不连贯、思维中断、思维被夺、思维插入、强制性思维、病理性赘述、思维化声、词语新作、象征性思维、逻辑倒错性思维、强迫思维)、思维内容障碍(主要表现为妄想,其为精神科临床上常见且重要的精神病性症状之一)和超价观念。

3. 注意障碍　包括注意增强、注意减退、注意涣散、注意狭窄和注意转移。

4. 记忆障碍　包括记忆增强、记忆减退、遗忘、虚构和错构。

5. 智能障碍　包括精神发育迟滞和痴呆两大类。

6. 定向力障碍　即对时间、地点、人物以及自身状态的认识能力,包括对周围环境的定向力和自我定向力。

7. 情感障碍　包括情感高涨、欣快、情感低落、情感淡漠、焦虑、恐惧、易激惹、情感不稳、情感倒错、情感矛盾。

8. 意志障碍　包括意志增强、意志减退、意志缺乏、矛盾意向。

9. 动作行为障碍　包括精神运动性兴奋、精神运动性抑制、模仿动作、刻板动作、作态和强迫动作。

10. 意识障碍　包括嗜睡、混浊、昏睡、昏迷、朦胧状态、谵妄状态、梦样状态。

11. 自知力障碍　又称领悟力或内省力，是指患者对自己精神状态的认识和判断能力，自知力缺乏是重性精神障碍的重要标志。

虽然精神症状表现复杂多样，但许多精神症状之间往往具有一定联系，临床上通常将相互联系、同时出现的一组精神症状称为精神疾病综合征。常见的精神疾病综合征有幻觉妄想综合征、躁狂综合征、抑郁综合征、紧张综合征、遗忘综合征。

精神障碍药物主要涉及抗精神病药、抗抑郁药、心境稳定剂、镇静催眠药、抗焦虑药等，有些药物可能在多种精神科疾病中均有应用，如对于精神分裂症后抑郁或精神分裂症伴发抑郁障碍患者可考虑使用抗精神病药的同时合并使用抗抑郁药，如疗效不满意者，甚至可考虑心境稳定剂碳酸锂。因此，本部分主要就上述药物所涉及的常见精神障碍如精神分裂症、抑郁障碍、非器质性失眠症、焦虑及其相关障碍、双相情感障碍以及注意缺陷多动障碍等的常见处方审核案例进行分析，以下主要就以上精神障碍的定义、临床特点、流行病学和分类等内容进行简单介绍。

一、精神分裂症

精神分裂症在 ICD-10 中的诊断分类隶属于"精神分裂症、分裂型及妄想性障碍"，是多起病于青壮年、病程多迁延、常见病因未明的一组严重精神疾病，有知觉、思维、情感、行为等方面的障碍表现，但一般无意识与智能障碍，是由遗传、生物、环境等复杂因素相互作用导致的一种脑功能失调性的神经发育性障碍。精神分裂症可见于各种社会文化与各个地理区域中，其发病率与患病率在世界各国范围内大致相等，终身患病率约为 1%，男、女之间的患病率大致相等，性别差异主要体现在初发年龄与病程特征上，90% 的精神分裂症起病于 15~55 岁，发病高峰年龄段为男性 10~25 岁、女性 25~35 岁，与男性不同的是，中年是女性的第二个高峰发病年龄段。

精神分裂症的病因学尚未完全阐明，神经递质在精神活动调节与保持正常方面起重要作用，目前仍以多巴胺（dopamine，DA）假说为代表的多种神经递质假说影响最大。脑内存在中脑皮质、中脑边缘等 DA 神经通路，DA 假说主要观点认为纹状体 D_2 系统的高 DA 能状态可引发精神分裂症的阳性症状（如幻觉、妄想、思维紊乱、兴奋、躁动等），而前额叶 D_1 系统的 DA 能状态与精神分裂症的较高级别认知功能缺陷有关。现有已上市的抗精神病药均是以 DA 病因学假说为基础开发的。2013 年发布的 DSM-5 首次将精神分裂症等疾病作为谱系障碍分类，即精神分裂症谱系及其他精神病性障碍，包括精神分裂症、精神分裂症样障碍、分裂型（人格）障碍、分裂情感性障碍（双相型/抑郁型）、妄想障碍、短暂精神病性障碍等，而这些精神病性障碍往往需要采用抗精神病药治疗（有些抗精神病药可能存在超适应证使用情况）。

二、抑郁障碍

抑郁障碍为最常见的精神障碍之一，在 ICD-10 中的诊断分类隶属于"心境（情感性）障碍"，一般称为抑郁障碍，是指各种原因引起的以显著而持久的心境低落为主要临床特征的一类心境障碍，临床表现包括以心境低落、兴趣丧失、精力缺乏为主的核心症状和在其基础上伴有的以注意力不集中、失眠、反应迟钝、疲乏感等为主的其他相关症状。据 2014 年《自然》杂志报道的全球抑郁障碍流行病学结果表明，中国的抑郁障碍患病率为 3.02%，而在大多数国家为 8%~12%，亚太地区为 1.1%~19.9%。抑郁障碍的平均起病年龄为 20~30 岁，平均病程为 16 周。90% 的患者其抑郁的临床表现为中等严重程度或重度，严重影响其日常功能活动。抑郁障碍的发病危险因素涉及遗传、性别、心理、社会、躯体等多个方面。其发病机制也较复杂，目前观点有第二信使失衡假说、神经可塑性与神经营养失衡假说、褪黑素变化假说、抑郁障碍能量代谢假说等，其中以单胺类递质为主导的神经生化与神经内分泌系统功能改变是目前的主要研究热点，现有的抗抑郁药绝大多数是基于神经内分泌机制开发的。DSM-5 同样将抑郁障碍作为一系列综合征，即连续谱，其严重程度可不一、病程可长可短、伴或不伴有精神病性症状和/或躯体症状，包括破坏性心境失调、抑郁障碍（单次和反复发作）、持续抑郁障碍（包括心境恶劣）等亚型。当前，抗抑郁药治疗是各种抑郁障碍的主要治疗方法。

三、非器质性失眠症

非器质性失眠症在 ICD-10 中的诊断分类隶属于"伴有生理障碍及躯体因素的行为综合征"，是指睡眠启动与睡眠维持障碍，致使睡眠质量不能满足个体需要的一种状况，其为非器质性睡眠障碍的一种，临床表现包括入睡困难、睡眠不深、易醒、多梦早醒、再睡困难、醒后不适或疲乏感、白天困倦等多种形式。2002 年我国参与的有关全球失眠流行病学横断面调查研究显示，中国约有 45.4% 的被调查者在过去的 1 个月中曾经历过不同程度的失眠。而 2006 年中国睡眠研究会在 6 个城市进行的一项研究表明，中国内地成人有失眠症状者高达 57%，这个比例远超过欧美等发达国家。失眠可引起焦虑、抑郁情绪或恐惧心理，并导致精神活动效率下降，从而影响社会功能。失眠治疗的总体目标是：①改善睡眠质量和/或增加有效睡眠时间；②防止短期失眠转化为慢性失眠；③恢复日间社会功能，提高生活质量；④减少与失眠有关的躯体疾病或与精神疾病共病的风险;⑤尽可能避免包括药物在内的各种干预方式带来的负面效应。失眠干预的方式主要包括心理治疗、物理治疗、药物治疗和中医治疗等。

四、焦虑及其相关障碍

焦虑及其相关障碍在 ICD-10 中的诊断分类隶属于"神经症性、应激性及躯体形式障碍"。焦虑是机体处于危险情境时的一种正常情绪反应,焦虑障碍的核心症状为过度恐惧和忧虑,与抑郁障碍之间有许多重叠症状,不仅可与抑郁障碍共病,而且不同亚型的焦虑障碍之间也可共病,也可与其他疾病如注意缺陷障碍、双相情感障碍等共病。焦虑及其相关障碍主要包括以下类型:

1. 广泛性焦虑障碍　核心症状为广泛性焦虑和担忧、警觉性增高、注意力不集中、疲劳、睡眠障碍、易激惹及肌紧张等。广泛性焦虑障碍与其他精神障碍共病的比例很高,常共病其他类型的焦虑或相关障碍及抑郁障碍。广泛性焦虑障碍的 12 个月患病率为 1%~4%,终身患病率接近 6%,在白种人群中的患病率与其他人种相比更高。

2. 惊恐障碍　核心症状为预期焦虑及对惊恐发作的担忧,其他关联症状包括突发性惊恐发作、病态性恐惧回避及与过度担忧惊恐发作有关的行为改变。惊恐障碍在一生中和 1 年内的患病率分别为 4.7%~5.1% 和 2.1%~2.8%,惊恐发作在一生中和 1 年内的估计患病率则分别为 28.3% 和 6.4%~11.2%,女性患者的发病率为男性的 2~3 倍。惊恐发作的年轻患者常易于发展成为其他精神障碍,包括情感障碍、焦虑或相关障碍、饮食障碍等;惊恐障碍也可共患其他障碍,包括其他焦虑或相关障碍、情感障碍、冲动控制障碍等。

3. 社交焦虑障碍　社交焦虑障碍为最常见的焦虑障碍之一,终身患病率为 8%~12%,男性比女性常见,发达国家的发病率(6.1%)比发展中国家(2.1%)要高,其核心症状为对社交的焦虑或恐惧及与社会接触有关的担忧。社交焦虑障碍最常见的共病为抑郁障碍及其他焦虑相关障碍,此外,精神分裂症、物质使用障碍、回避型人格障碍等共病也较常见。

4. 创伤后应激障碍　核心症状为重新经历创伤事件时所出现的焦虑症状及对于包括唤醒水平增高、惊恐反应增强等其他创伤后应激障碍症状的担忧。美国与欧洲社区调查研究表明,创伤后应激障碍的终身患病率为 6.4%~6.8%,12 个月患病率为 1.1%~3.5%,常起病于 25~30 岁,女性的患病率约为男性的 2 倍。创伤后应激障碍常共患另一种精神障碍,尤其是焦虑及其相关障碍、抑郁障碍、物质使用障碍、酒精依赖及边缘型人格障碍等。

5. 强迫障碍　强迫障碍是一种相对少见但较严重的精神障碍,其核心症状为焦虑及焦虑诱发的强迫与冲动行为。强迫障碍的终身及 12 个月患病率分别为 1.0%~2.3% 和 0.7%~1.2%，平均发病年龄为 20 岁左右，但症状可能在 10 岁前即可出现，30 岁后新发病例很少，强迫视为忧虑的一种类型表现。60%~90% 可共病其他精神障碍，其常见共病包括心境障碍、双相障碍、焦虑障碍、躯体化障碍、物质使用障碍、精神病性障碍等。

五、双相情感障碍

双相情感障碍简称双相障碍，在 ICD-10 中的诊断分类隶属于"心境（情感性）障碍"，一般指临床上既有躁狂或轻躁狂发作，又有抑郁发作的一类心境障碍。躁狂发作时，核心症状为情感高涨、兴趣与动力增加、言语行为增多；而抑郁发作时，核心症状则为情绪低落、兴趣减少、疲乏、思维行为迟滞等。病情严重的常共病焦虑症状、物质滥用，发作高峰期还可出现敏感、多疑、幻觉、妄想、紧张性症状等精神病性症状。2009 年中国内地 4 个省市流行病学荟萃分析结果显示，双相障碍 I 和 II 型的现患病率（月）仅 0.1% 和 0.03%，中国台湾地区与中国香港地区的患病率较接近，但明显高于其他地区，可能与不同地区的经济与社会状况有关。双相障碍一般为发作性病程，躁狂、抑郁常反复循环，呈现交替往复或不规则等多种形式，也可以混合方式存在。一般认为年龄、性别、地域种族和文化、季节、社会经济状况、婚姻家庭因素、人格特征、代谢综合征以及物质滥用是其发病的危险因素。双相障碍的发病机制尚不十分清楚，目前普遍认为遗传因素与环境因素在其发病过程中均起重要作用，而遗传因素的影响尤为突出。

六、注意缺陷多动障碍

注意缺陷多动障碍在 ICD-10 中的诊断分类隶属于"通常发生于儿童及少年期的行为及精神障碍"。注意缺陷多动障碍是儿童时期最常见的神经和精神发育障碍性疾病，表现为与发育水平不相符的注意缺陷、多动和冲动行为三大核心症状，理论上与前额叶皮质中的某些神经环路功能异常有关。该病呈慢性病程，持续多年甚至终身存在，其病因尚不十分清楚，通常认为是由多种生物学因素、心理因素、社会因素及环境因素单独或协同作用造成的一种综合征。一项 1983—2011 年发表的中文资料的 meta 分析表明，我国的儿童注意缺陷多动障碍总体患病率为 5.7%（95% CI：4.9%~6.6%）。注意缺陷多动障碍虽起病于儿童期，但因其呈长期慢性病程，成人注意缺陷多动障碍也较为常见，10%~60% 的注意缺陷多动障碍儿童及青少年患者的症状会延续至其成年。成人注意缺陷多动障碍的临床表现与儿童期注意缺陷多动障碍相似，但多动症状随年龄增长而减轻，内心不安的主观体验取而代之。共患病也是注意缺陷多动障碍的常见临床现象，多数有至少 1 种共患病，使病情更加复杂、社会损害更大并不同程度地影响预后。

第三节　精神障碍治疗原则

1. 明确诊断,严格掌握适应证和禁忌证。如抗抑郁药的禁忌证有青光眼,苯二氮䓬类药物的禁用人群有孕妇、哺乳期妇女等。

2. 个体化用药,根据患者的主要症状、疾病类型、躯体状况和药物的药理特点选择药物。

3. 向患者和患者家属说明用药的有关问题,解除其不必要的顾虑,提高服药的依从性。

4. 一般情况下,剂量需递增、足剂量、足疗程、可递减、不宜骤停。

5. 尽可能单一用药。

6. 对具有高复发风险的患者,应采用全程维持治疗。

7. 密切观察病情变化和可能的不良反应,并及时处理。

第四节　精神障碍处方审核常见问题

《处方管理办法》、药品说明书是用药及处方审核的基准,应根据医院的实际用药情况制定出本院的重点药物审核一览表并熟记,同时要关注说明书的更新,处方及医嘱审核不仅是为了避免不合理用药,更是为了达到合理用药。精神障碍处方审核中的常见问题包括:

一、处方不规范

精神药品分为第一类精神药品、第二类精神药品。审核精神药品处方时,首先应审核开方医师是否有精神药品处方权,其次需审核精神药品使用的专用处方,如第一类精神药品处方颜色为淡红色,右上角标注"麻、精一";第二类精神药品处方颜色为白色,右上角标注"精二",如存在处方颜色与标注错误,则属于开具麻醉药品、精神药品、医疗用毒性药品、放射性药品等特殊管理药品处方未执行国家有关规定的,属于不规范处方。

二、处方用药不适宜

处方用药不适宜包括:适应证不适宜,遴选药品不适宜,药品剂型与给药途径不适宜,用法、用量不适宜,联合用药不适宜,存在配伍禁忌,以及其他用药不适宜情况的。精神障碍处方审核常见问题中的不适宜处方有:

1. 适应证不适宜　诊断与用药不相符在精神科门诊处方中比较常见。如诊断为睡眠障碍待查,却同时使用2种抗精神病药和1种抗抑郁药,属于处方开具药品的【适应症】/【功能主治】/【作用与用途】与临床诊断或病情不符,属于适应证不适宜。

2. 遴选药品不适宜　遴选药品不适宜是指患者有使用某类药物的指征,但选用的药物相对于老年人、儿童、孕妇,以及肝、肾功能不全的患者等特殊人群,存有潜在的不良反应或安全隐患等情况,在儿科用药过程中主要存在超年龄、超剂量等问题,超年龄用药方面,如氨磺必利禁用于15岁以下青春期前的少年,氟伏沙明片禁用于18岁以下的抑郁障碍患者。处方开具药品是特殊人群需要禁忌使用的,属于遴选药品不适宜。

3. 用法、用量不适宜　即处方开具药品的用法、用量与药品监督管理部门批准的该药品说明书不符,包括疗程过长或过短、给药次数过多或过少、用药剂量过大或不足、不同适应证用法用量不适宜、手术预防用药时机不适宜、特殊原因需调整用量而未调整用量等。比如,长期使用苯二氮䓬类受体激动剂的失眠患者,疗程一般不超过4周,>4周需每月定期临床评估,对于此类药物,处方审核过程中需注意可能存在的用药疗程过长的情况。此外,需注意审核精神药品的用法、用量,如哌甲酯具有兴奋作用,通常不建议晚上服用;又如阿戈美拉汀是褪黑素受体激动剂,能纠正昼夜节律紊乱,使昼夜节律得以重建,通常睡前服用能起到最佳效果,如使用时间有误,则属于用法、用量不适宜范畴。

4. 联合用药不适宜　一般而言,联合用药是指同时或一定时间内先后应用两种或两种以上药物。精神障碍治疗时,常见多种精神障碍药物联用且剂量较大或不足,如诊断未明确的情况下使用大剂量的神经安定剂;此外,使用精神障碍药物治疗一般应尽可能单一用药,处方审核过程中发现存在用药品种过多,即同时使用多种抗精神病药、抗抑郁药和心境稳定剂,治疗靶点不明确,如同时联用3种药理作用基本相同的抗精神病药处方,可能增加药物不良反应发生风险,以上情况均属于联合用药不适宜,应注意处方精简。

第五节　精神障碍处方审核注意事项

精神障碍处方审核的注意事项一般需遵循处方审核的原则和要求,具体内容如下:

1. 认真审核处方各项内容,包括处方前记、正文、后记是否清晰完整,并确认处方的合法性,对不规范处方或不能判定其合法性的处方不得调剂。对老年人、孕妇、儿童、肝肾功能失常患者等特殊人群的用药适宜性进行重点审核,如发现问题,应向处方医生或患者核对。

2. 药师审核处方后,认为存在用药不适宜时,如有妊娠禁忌、配伍禁忌、超剂量用药、超时间用药、服用方法有误、毒麻药使用违反规定等,应当告知处方医师,请其确认或者重新开具处方。

3. 药师发现严重不合理用药或者用药错误,应当拒绝调剂,及时告知处方医师,并应当记录,按照有关规定报告。

4. 处方一般以当日有效,特殊情况下需延长有效期的,由开具处方的医师注明有效期,但最长不得超过 3 天。

5. 药师不应擅自涂改医师处方所列的药味、剂量、处方旁注等。

此外,需特别注意常见的精神障碍药物说明书中涉及的有禁忌证的药物相互作用,汇总如下:

1. 氯氮平 禁止与地高辛、肝素、苯妥英、华法林合用,可加重骨髓抑制作用。

2. 喹硫平 禁止与 CYP3A4 抑制剂(如唑类抗真菌药、红霉素、克拉霉素等)合用。

3. 齐拉西酮 禁止与在药效学上能延长 Q-Tc 间期的药物或处方信息中禁忌用于 Q-Tc 间期延长患者的药物及有黑框警告慎用于 Q-Tc 间期延长患者的药物(如索他洛尔、奎尼丁、其他 ⅠA 和 Ⅲ 类抗心律失常药、氯丙嗪、匹莫齐特、莫西沙星、他克莫司等)合用。

4. 氨磺必利 禁止与下列药物合用:可能引起尖端扭转型室性心动过速的药物(如 ⅠA 和 Ⅲ 类抗心律失常药、某些精神镇静药物及其他药物等);左旋多巴;除用于帕金森病患者外,禁止与左旋多巴以外的 DA 激动剂(如溴隐亭、恩他卡朋、吡贝地尔、普拉克索等)合用。

5. 布南色林 禁止与下列药物合用:肾上腺素;强效 CYP3A4 抑制剂(如唑类抗真菌药、HIV 蛋白酶抑制剂)。

6. 氟西汀 禁止合用单胺氧化酶抑制剂(monoamine oxidase inhibitor, MAOI),停用氟西汀 5 周内禁止使用 MAOI,停用 MAOI 的 14 天内也禁止使用氟西汀;禁止合用利奈唑胺或静脉注射用亚甲蓝。

7. 帕罗西汀 不能与 MAOI(包括利奈唑胺、亚甲蓝)合用,禁止停用 MAOI 2 周内使用帕罗西汀,或停用帕罗西汀 2 周内使用 MAOI。

8. 舍曲林 禁止与 MAOI、匹莫齐特合用。

9. 氟伏沙明 禁止与替扎尼定和 MAOI 合用。

10. 度洛西汀 服用本品或停用本品的 5 天内禁用 MAOI,停用 MAOI 的 14 天内也禁用本品;正在服用 MAOI(包括利奈唑胺、静脉注射用亚甲蓝)禁用本品。

11. 米氮平 服用本品或停用本品的 14 天内禁用 MAOI,停用 MAOI 的 14 天内也禁用本品;正在服用 MAOI(包括利奈唑胺、静脉注射用亚甲蓝)禁用本品。

12. 艾司西酞普兰 禁止与非选择性、不可逆性 MAOI 合用，停用本品的 7 天后才能使用 MAOI；禁止与利奈唑胺、匹莫齐特合用。

13. 安非他酮 不能与 MAOI 合用，MAOI 与本品合用至少间隔 14 天。

14. 文拉法辛 禁止同时服用 MAOI，停用 MAOI 至少 14 天内不得使用文拉法辛，停用文拉法辛至少 7 天方可用 MAOI。

15. 阿戈美拉汀 禁止与强效 CYP1A2 抑制剂(如氟伏沙明、环丙沙星)合用。

16. 丙戊酸盐 禁止与圣约翰草联用。

17. 卡马西平 理论上应避免与 MAOI 合用，至少间隔 2 周才能服用本品。

18. 咪达唑仑 禁止合用伊曲康唑、伏立康唑或 HIV 蛋白酶抑制剂(包括利托那韦)。

19. 氟哌噻吨美利曲辛 禁止与 MAOI 同时使用；停用非选择性 MAOI 和司来吉兰 14 天及吗氯贝胺至少 1 天后才能开始服用本品；MAOI 治疗也应在停用本品 14 天后开始。

20. 哌甲酯 正在或 14 天内使用过 MAOI 的患者(可能引起高血压危象)禁用本品。

21. 托莫西汀 不应与 MAOI 合用或不应在停用 MAOI 的 2 周内使用。

(温预关 朱秀清 胡晋卿)

参考文献

［1］郝伟, 于欣. 精神病学. 7 版. 北京：人民卫生出版社, 2013: 1-299.

［2］赵靖平, 施慎逊. 精神分裂症防治指南. 2 版. 北京：中华医学电子音像出版社, 2015: 1-216.

［3］李凌江, 马辛. 中国抑郁障碍防治指南. 2 版. 北京：中华医学电子音像出版社, 2015: 1-228.

［4］于欣, 方贻儒. 中国双相障碍防治指南. 2 版. 北京：中华医学电子音像出版社, 2015: 1-245.

［5］中华医学会神经病学分会, 中华医学会神经病学分会睡眠障碍学组. 中国成人失眠诊断与治疗指南 (2017 版)[J]. 中华神经科杂志, 2018, 51 (5): 324-335.

［6］中国睡眠研究会. 中国失眠症诊断和治疗指南 [J]. 中华医学杂志, 2017, 97 (24): 1844-1856.

［7］KATZMAN M A, BLEAU P, BLIER P, et al. Canadian clinical practice guidelines for the management of anxiety, posttraumatic stress and obsessive-compulsive disorders. BMC Psychiatry, 2014, 14 (1): S1.

［8］郑毅, 刘靖. 中国注意缺陷多动障碍防治指南. 2 版. 北京：中华医学电子音像出版社, 2015: 1-185.

第六章

精神分裂症处方审核案例详解

第一节　精神分裂症药物治疗原则

1. 一旦确诊为精神分裂症,应尽快予抗精神病药治疗,根据临床症候群表现,选择一种非典型抗精神病药如奥氮平、利培酮、喹硫平、齐拉西酮、阿立哌唑等,也可选择氯丙嗪、氟哌啶醇、奋乃静等典型抗精神病药。

2. 复发与病情恶化急性发作患者继续使用既往有效药物,低于有效治疗剂量时可加量至治疗剂量继续观察,若达治疗剂量仍无效可酌情加量或换用另一种化学结构的非典型或典型抗精神病药,疗效不佳也可考虑氯氮平,但须定期检查白细胞、中性粒细胞计数。

3. 以单一用药、个体化、足疗程治疗为原则,小剂量开始逐渐加到有效剂量,滴定速度视患者症状改善情况或药物不良反应而定,维持治疗时剂量可酌情减少。

4. 定期评价疗效并复诊,便于指导医师调整治疗方案;注重药物不良反应,定期评定药物不良反应并对症处理。

第二节　精神分裂症常用治疗药物与临床应用

一、精神分裂症常用治疗药物

精神分裂症主要应用抗精神病药治疗。典型抗精神病药(第一代抗精神病药)主要作用于脑内的 D_2 受体,为 D_2 受体拮抗剂,其他药理作用包括对 α_1、α_2 肾上腺素受体及毒草碱 M 受体、组胺 H 受体等的拮抗作用。与典型抗精神病药的吩噻嗪类等药物相比,非典型抗精神病药(第二代抗精神病药)具有较高的 5- 羟色胺(5-hydroxytryptamine,5-HT)$_2$ 受体拮抗作用,称为 DA 受体及 5-HT 受体拮抗剂,对中脑边缘系统的作用比对纹状体系统的作用更具有选择性。常用的抗精神病药代表药物如下：

1. 典型抗精神病药

(1)吩噻嗪类：氯丙嗪、奋乃静、氟奋乃静及其长效制剂、三氟拉嗪等。

(2)丁酰苯类：氟哌啶醇及其长效制剂、五氟利多等。

(3)硫杂蒽类：氯哌噻吨及其长效制剂、三氟噻吨及其长效制剂等。

(4)苯甲酰胺类：舒必利等。

2. 非典型抗精神病药

(1)二苯二氮䓬类：氯氮平、奥氮平、喹硫平、洛沙平等。

(2)苯丙异噁唑类：利培酮、帕利哌酮、齐拉西酮等。

(3)喹诺酮类：阿立哌唑等。

(4)苯甲酰胺类：氨磺必利等。

二、精神分裂症治疗药物的临床应用

抗精神病药用于精神分裂症的治疗，需根据不同的临床症状选择合适的药物。

1. 针对精神分裂症阴性症状的临床应用　如对原发性阴性症状，非典型抗精神病药优于典型抗精神病药；以阴性症状为主的精神分裂症推荐氨磺必利/奥氮平，利培酮、喹硫平、齐拉西酮也可以，但证据强度尚不及前述两者；精神分裂症阴性症状增效治疗若使用抗抑郁药，可酌情选择氟西汀、曲唑酮或米氮平；以阴性症状为主的目标治疗剂量相对较低，如氨磺必利 200~300mg/d、奥氮平 5~10mg/d、利培酮 2~4mg/d、喹硫平 100~300mg/d、齐拉西酮 40~80mg/d、阿立哌唑 10~20mg/d、帕利哌酮 3~6mg/d 或谨慎使用小剂量的氯氮平 50~100mg/d。

2. 针对精神分裂症激越症状的临床应用　非典型抗精神病药（奥氮平、阿立哌唑、齐拉西酮）肌内注射剂型疗效并不优于氟哌啶醇的肌内注射剂型，但运动不良反应较后者更少；氯丙嗪的疗效和耐受性不佳，不推荐用于激越和兴奋症状；劳拉西泮和典型抗精神病药治疗急性期攻击行为和精神运动激越的疗效相当；若患者的激越行为明确与精神症状有关，可联用抗精神病药和劳拉西泮。

3. 针对精神分裂症抑郁症状的临床应用　合并抗精神病药治疗精神分裂症抑郁症状首选舍曲林（50mg/d）；米氮平 30mg/d 对精神分裂症抑郁症状有改善作用；精神分裂症后抑郁或精神分裂症伴发抑郁症状，合并抗抑郁药疗效不满意者可考虑碳酸锂；治疗伴发的抑郁症状，非典型抗精神病药优于典型抗精神病药。

4. 针对精神分裂症伴紧张症候群或精神运动抑制的临床应用　首选电

休克治疗或舒必利静脉滴注,起始剂量为 50~100mg/d,3~5 天内滴定至目标治疗剂量 200~600mg/d,可持续 1~2 周,有效后继续口服舒必利或转换非典型抗精神病药治疗。

5. 针对难治性精神分裂症的临床应用　建议换为氯氮平治疗或氯氮平联合其他药物,但证据非常弱,目前一致的观点认为还是应当保证氯氮平足量(300~800mg/d)和足疗程(至少 8 周);或换其他非典型抗精神病药治疗;或换为电休克治疗;或其他治疗策略。

第三节　常用抗精神病药的药物相互作用

1. 氯氮平　经 CYP1A2、CYP2D6 和 CYP3A4 等代谢。强效 CYP1A2 抑制剂氟伏沙明可增高其血药浓度,氟西汀只在较高剂量时改变其浓度;西咪替丁、选择性 5-HT 再摄取制剂、三环类药物和丙戊酸盐通过抑制 CYP1A2 和 CYP2D6 降低其清除率;苯妥英和卡马西平诱导 CYP2C19 和 CYP3A4 同工酶,降低血浆浓度;利培酮与氯氮平合并使用可升高其浓度;禁止与地高辛、肝素、苯妥英、华法林合用,可加重骨髓抑制作用。

2. 利培酮　主要经 CYP2D6 代谢,为 P-gp 底物。氟西汀和帕罗西汀的 CYP2D6 抑制作用可阻断其羟化代谢过程,而酶诱导剂卡马西平增强其代谢,合并使用需增加利培酮的剂量,利培酮的血浆浓度增高可能会增加发生锥体外系反应(EPS)的风险和降低药物疗效。利培酮只是一个弱效的酶抑制剂,对其他药物的清除无明显影响。

3. 奥氮平　主要经 CYP1A2 代谢。吸烟、卡马西平诱导其经 CYP1A2 代谢,吸烟患者可能需要较高的剂量;氟伏沙明及其他 CYP1A2 抑制剂(如环丙沙星)抑制其代谢;药用炭降低其生物利用度 50%~60%,应间隔至少 2 小时服用;乙醇可增加其吸收。

4. 喹硫平　主要经 CYP3A4 代谢。禁忌与 CYP3A4 抑制剂(如唑类抗真菌药、红霉素、克拉霉素等)合用;苯妥英为 CYP3A4 诱导剂,能增加其清除率。

5. 齐拉西酮　不足 1/3 经 CYP 酶(主要 CYP3A4)代谢,约 2/3 经醛氧化酶代谢,为 P-gp 底物。CYP3A4 诱导剂卡马西平降低其血药浓度 - 时间曲线下面积(AUC);禁忌与在药效学上能延长 Q-Tc 间期的药物,处方信息中禁忌用于 Q-Tc 间期延长患者的药物及有黑框警告慎用于 Q-Tc 间期延长患者的药物(如索他洛尔、奎尼丁、其他 I A 和 III 类抗心律失常药、氯丙嗪、莫西沙星、他克莫司等)合用。

6. 阿立哌唑　主要经 CYP3A4 和 CYP2D6 代谢。CYP3A4 诱导剂(如卡马西平)降低其血药浓度;与 CYP2D6(如奎尼丁、帕罗西汀、氟西汀)和

CYP3A4 酶抑制剂合用可提高其血药浓度。

7. 氨磺必利　主要经肾脏以原型排泄,无有临床意义的药动学方面(包括血浆蛋白结合、CYP450 同工酶方面)的药物相互作用。但需注意:①禁止与可能引起尖端扭转型室性心动过速的药物(如ⅠA 和Ⅲ类抗心律失常药、某些精神镇静药物及其他药物等)合用;②禁止与左旋多巴合用;③除用于帕金森病患者外,禁止与左旋多巴以外的 DA 激动剂(如溴隐亭、恩他卡朋、吡贝地尔、普拉克索等)合用。

8. 帕利哌酮　无明显的相互作用。

9. 奋乃静　主要经 CYP2D6 代谢。与制酸药或止泻药合用可降低其口服吸收率。

10. 布南色林　主要经 CYP3A4 代谢。CYP3A4 抑制剂(红霉素、葡萄柚汁、克拉霉素、环孢素、地尔硫䓬等)增加其血药浓度;CYP3A4 诱导剂(苯妥英、卡马西平、巴比妥、利福平等)降低其血药浓度;合并用药禁忌:①肾上腺素;②强效 CYP3A4 抑制剂(如唑类抗真菌药、HIV 蛋白酶抑制剂)。

第四节　抗精神病药在特殊人群中的使用

1. 儿童及青少年人群　在儿童及青少年人群选择抗精神病药时,主要考虑的因素是它们在不良反应与安全性方面与成人用药的差异。如体重增加方面,奥氮平引起体重增加的风险远高于其他抗精神病药,故有学者建议将奥氮平列为儿童及青少年患者的二线选择;又比如在儿童患者中,典型抗精神病药较多引起迟发性运动障碍,但要注意非典型抗精神病药也可引起迟发性运动障碍。

2. 老年人群　老年人群使用抗精神病药,推荐以非典型抗精神病药替代典型抗精神病药。但非典型抗精神病药也有常见不良反应,尤其是镇静和直立性低血压。此外,抗胆碱能副作用还会加重那些与年龄相关的疾病,如尿潴留、精神错乱、便秘或肠梗阻;体重增加可使心血管疾病或骨关节炎恶化;催乳素水平升高可降低骨密度,加重骨质疏松。老年人常伴有躯体疾病,心脏病患者首选对心脏副作用小的药物,如利培酮、奥氮平、喹硫平等,避免使用强抗胆碱能作用药物或对肾上腺素能受体作用强的药物;肝脏疾病患者宜选择低毒性、高效价的药物,如利培酮等;肾脏疾病患者使用抗精神病药治疗时应减少剂量;糖尿病患者尽量不用氯氮平、奥氮平等,宜换用其他对糖脂代谢的不良影响小的抗精神病药。

3. 妊娠期及哺乳期妇女　妊娠期雌激素增加,而雌激素有抗 DA 能作用,可降低精神分裂症复发风险,但分娩后雌激素骤降,DA 能反跳性增加,精神分裂症复发率骤升,故抗精神病药应注意调整增量。在精神分裂症病情稳定之前不宜妊娠,稳定 2 年后权衡利弊酌情考虑妊娠。但妊娠前妇女如继续使用有升高分泌催乳素倾向的药物,为避免影响生育,建议监测血浆催乳素水平,产前建议服用维生素类、叶酸以减少神经管畸形风险。妊娠期如继续抗精神病药治疗,应予最低有效剂量、分次服药,并随孕期调整剂量。因抗精神病药常致 EPS,但考虑到抗胆碱药与抗组胺药增加致畸率,故应尽可能不用其处理 EPS。哺乳期最好避免服用氯氮平。

第五节　常见处方审核案例详解

案例 1

【处方描述】

性别:女　年龄:25 岁
临床诊断:精神分裂症。
处方内容:
布南色林片　　4mg　　b.i.d.　　p.o.(餐前)

【处方问题】用法、用量不适宜:布南色林片应餐后口服。

【机制分析】新型非典型抗精神病药布南色林为 DA 受体及 5-HT 受体拮抗剂,其药品说明书中指出一般成人的起始剂量为每次 4mg,每日 2 次,餐后口服。本品的吸收容易受到食物影响。由于本品的有效性及安全性是在餐后服用条件下进行确证的,因此,应指导患者餐后服药(与餐后服药相比较,空腹服药的吸收率较低,药效有可能下降)。因此,本处方属用法、用量不适宜,处方开具的用法与药品监督管理部门批准的该药品说明书不符。

【干预建议】建议医师将布南色林片的给药方式改为餐后服用。

案例 2

【处方描述】

性别:男　年龄:29 岁
临床诊断:精神分裂症;睡眠障碍。
处方内容:
布南色林片　　　　4mg　　　b.i.d.　　p.o.(餐后)
阿普唑仑片　　　　0.4mg　　q.n.　　　p.o.
伏立康唑分散片　　200mg　　b.i.d.　　p.o.

【处方问题】适应证不适宜:处方开具伏立康唑分散片的适应证与临床诊断或病情不符;联合用药不适宜:伏立康唑与布南色林、阿普唑仑联用后加重药物不良反应。

【机制分析】伏立康唑分散片是一种广谱的三唑类抗真菌药,其适应证包括治疗侵袭性肺曲霉病、治疗非中性粒细胞减少患者中的念珠菌血症、治疗对氟康唑耐药的念珠菌引起的严重侵袭性感染(包括克柔念珠菌)、治疗由足放线病菌属和镰刀菌属引起的严重感染。本处方开具伏立康唑分散片的适应证与临床诊断或病情不符。布南色林主要经过 CYP3A4 酶代谢,伏立康唑为强效 CYP3A4 抑制剂,此类强效 CYP3A4 抑制剂会导致布南色林口服时的清除率显著降低。此外,阿普唑仑也为 CYP3A4 底物,伏立康唑也会显著增加其血药浓度,增加引起过度镇静的风险。因此,本处方属适应证不适宜,处方开具药品的适应证与临床诊断或病情不符;联合用药不适宜,联用后加重药物不良反应。

【干预建议】医师开具的处方中含有抗真菌药伏立康唑分散片,却无相关诊断,建议完善诊断,同时如必须使用唑类抗真菌药,建议改为对 CYP3A4 酶抑制作用相对更弱的药物,或将布南色林片、阿普唑仑片减量处理,同时注意其血药浓度监测结果,及时调整剂量。

案例3
【处方描述】

性别:女　年龄:27 岁
临床诊断:精神分裂症。
处方内容:

氟西汀分散片	20mg	q.d.	p.o.
帕利哌酮缓释片	6mg	b.i.d.	p.o.
奥氮平片	5mg	q.n.	p.o.

【处方问题】适应证不适宜:处方开具氟西汀分散片的适应证与临床诊断或病情不符;用法、用量不适宜:帕利哌酮缓释片应每日 1 次给药。

【机制分析】氟西汀分散片是一种抗抑郁药,其适应证包括抑郁障碍、强迫症、神经性贪食症。本处方开具氟西汀分散片的适应证与临床诊断或病情不符。

帕利哌酮,主要通过拮抗 5-羟色胺$_{2A}$(5-HT$_{2A}$)受体和多巴胺 D$_2$ 受体发挥抗精神病作用。帕利哌酮与利培酮在化学结构上的主要区别在于帕利哌酮存在 1 个 9 位羟基,该基团对帕利哌酮的药理学特征具有显著影响,因而帕利哌酮被认为是一种新型抗精神病药。帕利哌酮缓释片为长效制剂,半衰期约为23 小时,其采用独特的 OROS®(osmotic-controlled release oral delivery system)缓释技术,保证患者只需每日 1 次服用,并能维持稳定的血药浓度和较小的峰谷浓度波动。如 12mg/d 的帕利哌酮缓释片其血药浓度波动指数为 38%,而4mg/d 的利培酮片其血药浓度波动指数为 125%。

帕利哌酮缓释片的血药浓度与大脑内的 D_2 受体占有率相关,给药后血药浓度的快速增高可能会引起脑内的 D_2 受体占有率的快速增高,诱发 EPS 的发生(EPS 发生的 D_2 受体占有率阈值为 80%~85%);而血药浓度达到低谷时,D_2受体占有率可能会明显降低,甚至低至产生疗效的 D_2 受体占有率阈值(65%)以下。帕利哌酮缓释片稳定的血药浓度使其 D_2 受体占有率能均衡地维持在适当的治疗窗内,发挥稳定的治疗作用而 EPS 的发生风险较低。本例给药频次 2 次 /d 不适宜,按其药品说明书要求,每日 1 次给药即可。因此,本处方属适应证不适宜,处方开具药品的适应证与临床诊断或病情不符;用法、用量不适宜,处方开具的用法与药品监督管理部门批准的该药品说明书不符。

【干预建议】建议医师完善诊断,修改帕利哌酮缓释片的用法为 1 次 /d。

案例 4
【处方描述】

性别:女　年龄:29 岁

临床诊断:精神分裂症;EPS;心动过速。

处方内容:

普萘洛尔片	10mg	b.i.d.	p.o.
氯丙嗪片	25mg	q.n.	p.o.
奋乃静片	14mg	b.i.d.	p.o.
奥氮平片	5mg	b.i.d.	p.o.
苯海索片	2mg	b.i.d.	p.o.

【处方问题】联合用药不适宜中的重复用药:联用 3 种抗精神病药;用法、用量不适宜:氯丙嗪片的用药剂量不足。

【机制分析】奋乃静与氯丙嗪均为吩噻嗪类抗精神病药,药理作用相似,多种精神障碍药物联用可能增加 EPS、镇静过度等药物不良反应发生风险;氯丙嗪为低效价典型抗精神病药,氯丙嗪片药品说明书提示用于精神分裂症或躁狂症的治疗应从小剂量开始,25~50mg/ 次,2~3 次 /d,每隔 2~3 日缓慢逐渐递增至 25~50mg/ 次,治疗剂量为 400~600mg/d,本处方中氯丙嗪 25mg q.n. 的用法、用量在该患者的用药方案中意义不大。因此,本处方属联合用药不适宜中的重复用药,存在药理作用相同的药物重复使用及多种抗精神病药联用;用法、用量不适宜,存在用药剂量不足。

【干预建议】建议医师精简处方,停用氯丙嗪片,根据患者病情和不良反应耐受情况调整继续使用的抗精神病药的剂量。

案例 5
【处方描述】

性别:男　年龄:22 岁

临床诊断:精神分裂症;EPS;心动过速。

处方内容:

氯氮平分散片	100mg	h.s.	p.o.
氯氮平片	50,0,50,0mg	特殊间隔	p.o.
利培酮片	1mg	h.s.	p.o.
苯海索片	2mg	q.d.	p.o.
美托洛尔片	25mg	b.i.d.	p.o.

【处方问题】联合用药不适宜中的重复用药:氯氮平重复使用。

【机制分析】氯氮平分散片与氯氮平片为成分相同但商品名或剂型不同的药物合用,存在重复用药;且多种精神障碍药物联用可能增加 EPS、镇静过度等药物不良反应发生风险。因此,本处方属联合用药不适宜中的重复用药,成分相同但商品名或剂型不同的药物合用。

【干预建议】建议医师精简处方,氯氮平分散片与氯氮平片选择其中1种即可。

案例 6
【处方描述】

性别:男　年龄:60 岁

临床诊断:未分化型精神分裂症。

处方内容:

艾司西酞普兰片	10mg	b.i.d.	p.o.
阿立哌唑片	30mg	b.i.d.	p.o.

【处方问题】适应证不适宜:处方开具艾司西酞普兰片的适应证与临床诊断或病情不符;用法、用量不适宜:阿立哌唑片的剂量过大。

【机制分析】艾司西酞普兰为一种抗抑郁药,艾司西酞普兰片的适应证为治疗抑郁障碍以及治疗伴有或不伴有广场恐怖症的惊恐障碍,每日最大剂量为20mg。本处方患者诊断为未分化型精神分裂症,存在诊断与用药不相符。阿立哌唑片药品说明书提示成人中阿立哌唑的推荐起始剂量和治疗剂量为10或15mg/d,不受进食影响,系统评估显示阿立哌唑的临床有效剂量范围为10~30mg/d,高剂量的疗效并不优于10或15mg/d的低剂量,每日最大剂量不超过30mg。该例处方中阿立哌唑片60mg/d,存在超剂量用药,可能增加药物不良反应发生风险。因此,本处方属适应证不适宜,处方开具药品的适应证与临床诊断或病情不符;用法、用量不适宜,用药剂量过大。

【干预建议】建议医师完善诊断,对阿立哌唑的剂量进行调整;如需超剂量使用,须签署知情同意书。

案例7

【处方描述】

性别:男　年龄:43岁

临床诊断:精神分裂症。

处方内容:

奥氮平片	20mg	q.n.	p.o.
舒必利片	400mg	t.i.d.	p.o.
氯氮平片	175mg	t.i.d.	p.o.

【处方问题】重复用药:联用3种抗精神病药。

【机制分析】奥氮平、舒必利、氯氮平均属于抗精神病药,联用3种药理作用基本相同的药物不合理,可能增加EPS、镇静过度等药物不良反应的发生风险。奥氮平片用于精神分裂症的治疗,建议起始剂量为10mg/d,每日1次,与进食无关,可根据患者的临床状态调整日剂量为5~20mg/d;舒必利片口服治疗精神分裂症的起始剂量为100mg/次,2~3次/d,逐渐增至治疗量600~1 200mg/d,维持剂量为200~600mg/d,而当剂量>600mg/d时可出现EPS如震颤、僵直、流涎、运动迟缓、静坐不能、急性肌张力障碍等;氯氮平片口服应从小剂量开始,首次剂量为25mg/次,2~3次/d,逐渐缓慢增加至常用治疗量200~400mg/d,高量可达600mg/d,维持剂量为100~200mg/d。上述多种精神障碍药物的剂量均偏大,接近或达到每日最大推荐剂量,潜在不良反应发生风险大。因此,本处方属重复用药,存在药理作用相同的药物重复使用及多种抗精神病药联用。

【干预建议】建议医师精简用药。

案例8

【处方描述】

性别:女　年龄:44 岁

临床诊断:肝功能不全;精神分裂症;EPS。

处方内容:

苯海索片	4mg	t.i.d.	p.o.
喹硫平片	400mg	b.i.d.	p.o.
肌苷片	0.2g	t.i.d.	p.o.

【处方问题】用法、用量不适宜:苯海索片、喹硫平片的剂量过大。

【机制分析】苯海索片用于治疗药物诱发的 EPS,第 1 日 2~4mg,分 2~3 次服用,以后视需要及耐受情况逐渐增加至 5~10mg。本处方的用量为 12mg,超出其药品说明书中治疗 EPS 的剂量。喹硫平属于二苯二氮䓬类非典型抗精神病药,用于治疗精神分裂症的一般剂量范围为 300~450mg/d,而有些患者口服 150mg/d 已达疗效满意的程度,但也有人必须采用最大剂量 750mg/d,此处喹硫平的剂量为 800mg/d,超过药品说明书推荐剂量。喹硫平口服后易于吸收,广泛分布于全身,蛋白结合率为 83%,在肝内主要通过 CYP3A4 酶介导的磺化氧化作用进行广泛代谢,也通过氧化进行代谢,主要以失活代谢物被排出,对于肝功能不全者应减量。该患者诊断有肝功能不全,剂量过大可能增加发生肝功能损害的风险。因此,本处方属用法、用量不适宜,处方开具的用量与药品监督管理部门批准的该药品说明书不符。

【干预建议】建议医师调整药物剂量;如确需使用,须签署知情同意书。

案例9

【处方描述】

性别:男　年龄:35 岁

临床诊断:精神分裂症;EPS。

处方内容:

苯海索片	2mg	t.i.d.	p.o.
氯氮平片	200mg	t.i.d.	p.o.
舒必利片	200mg	t.i.d.	p.o.
喹硫平片	300mg	b.i.d.	p.o.

【处方问题】联合用药不适宜中的重复用药：联用 3 种抗精神病药。

【机制分析】氯氮平、舒必利、喹硫平均属于抗精神病药,联用 3 种药理作用基本相同的药物不合理,其中,氯氮平片口服应从小剂量开始,首次剂量为 25mg/次,2~3 次 /d,逐渐缓慢增加至常用治疗量 200~400mg/d,高量可达 600mg/d,维持剂量为 100~200mg/d;舒必利片口服治疗精神分裂症的起始剂量为 100mg/次,2~3 次 /d,逐渐增至治疗量 600~1 200mg/d,维持剂量为 200~600mg/d,而当剂量 >600mg/d 时可出现 EPS 如震颤、僵直、流涎、运动迟缓、静坐不能、急性肌张力障碍等;喹硫平属于二苯二氮䓬类非典型抗精神病药,用于治疗精神分裂症的一般剂量范围为 300~450mg/d,而有些患者口服 150mg/d 已达疗效满意的程度,但也有人必须采用最大剂量 750mg/d。因此,上述抗精神病药物剂量均偏大,有可能增加 EPS、镇静过度等药物不良反应发生风险。因此,本处方属联合用药不适宜中的重复用药,存在药理作用相同的药物重复使用及多种抗精神病药联用。

【干预建议】建议医师精简用药,适当调整药物剂量;如确需使用,须签署知情同意书。

案例 10

【处方描述】

性别:男 年龄:32 岁

临床诊断:精神分裂症;EPS。

处方内容:

帕利哌酮缓释片	6mg	q.n.	p.o.
苯海索片	2mg	b.i.d.	p.o.
利培酮片	2mg	b.i.d.	p.o.

【处方问题】联合用药不适宜中的重复用药：利培酮与帕利哌酮重复使用。

【机制分析】利培酮是一种选择性的单胺能拮抗剂,属于苯丙异噁唑类非典型抗精神病药。利培酮经口服后可被完全吸收,并在 1~2 小时内达到血药浓度峰值,其吸收不受食物影响。在体内,利培酮主要经 CYP2D6 酶、次要经 CYP3A4 酶代谢成 9-羟基利培酮(即帕利哌酮),后者与利培酮有相似的药理作用,利培酮与 9-羟基利培酮共同构成本品抗精神病的有效成分;利培酮在体内的另外一个代谢途径为 N-脱烃作用,利培酮的消除半衰期为 3 小时左右,9-羟基利培酮及其他活性代谢物的消除半衰期均为 24 小时。CYP2D6 强代谢者口服利培酮后,帕利哌酮的血药浓度为利培酮的血药浓度的 5~10 倍,因此,两者合用可能会累积体内帕利哌酮的量,增加不良反应发生风险。因此,本处方属联合用药不适宜中的重复用药,同类药物及相同作用机制的药物合用。

【干预建议】建议医师只选择其中 1 种。

案例 11
【处方描述】

性别:女 年龄:41 岁

临床诊断:偏执型精神分裂症。

处方内容:

奋乃静片	8mg	b.i.d.	p.o.
利培酮口服液	2mg	b.i.d.	p.o.
舒必利片	700mg	q.d.	p.o.

【处方问题】联合用药不适宜中的重复用药:联用 3 种抗精神病药。

【机制分析】奋乃静、利培酮、舒必利均属于抗精神病药,联用 3 种药理作用基本相同的药物不合理。其中,利培酮的成人推荐剂量范围为 4~8mg/d,有效剂量范围为 4~16mg/d,但需注意的是,剂量超过 6mg/d(按照 2 次/d 服药方案)可能并不能获得比低剂量更好的疗效,而且可能出现更多的 EPS 或其他不良反应;舒必利片口服治疗精神分裂症的起始剂量为 100mg/次,2~3 次/d,逐渐增至治疗量 600~1 200mg/d,维持剂量为 200~600mg/d,而当剂量 >600mg/d 时可出现 EPS 如震颤、僵直、流涎、运动迟缓、静坐不能、急性肌张力障碍等。因此,以上抗精神病药物利培酮和舒必利的剂量均偏大,可能增加 EPS、镇静过度等药物不良反应发生风险。因此,本处方属联合用药不适宜中的重复用药,存在药理作用相同的药物重复使用及多种抗精神病药联用。

【干预建议】建议医师精简用药,停用舒必利片或更换为其他药物。

案例 12
【处方描述】

性别:男 年龄:49 岁

临床诊断:精神分裂症;高血压 3 级(极高危组)。

处方内容:

奋乃静片	6mg	b.i.d.	p.o.
舒必利片	700mg	q.d.	p.o.

【处方问题】遴选药品不适宜:高血压患者禁用舒必利。

【机制分析】舒必利是苯甲酰胺类抗精神病药,对多巴胺 D_2 受体的特异性高,为高选择性 D_2 受体拮抗剂,对其他受体的亲和力小,其常见不良反应为失眠、烦躁、泌乳、月经失调、性功能改变、体重增加及直立性低血压,出现心悸、高血压。舒必利药品说明书提示嗜铬细胞瘤患者、高血压患者、严重心血管疾病和严重肝脏疾病患者、对本品过敏者禁用,故舒必利禁用于高血压患者,舒必利引起血压升高的机制尚不明确。因此,本处方属遴选药品不适宜,患者有药物禁忌的疾病史。

【干预建议】建议医师精简用药,停用舒必利片或更换为其他药物。

第六节　小　结

精神分裂症处方审核过程中需注意以下几点:

1. 抗精神病药的使用与其临床诊断是否相符,是否存在诊断与用药不符的情形。

2. 注意超剂量用药处方,特别是超过药品说明书推荐最大剂量 2 倍的处方。

3. 给药频次不合理在处方审核中也比较常见,如帕利哌酮缓释片为长效制剂,每日 1 次给药即可。

4. 需注意禁忌证和禁忌人群,如舒必利禁用于高血压患者。

5. 注意药效学和药动学上有明显药物 - 药物相互作用的处方,如强效 CYP3A4 抑制剂联用布南色林可使其 AUC 增大至原来的 17 倍。

6. 需特别留意长时间大剂量使用多种类型相近的抗精神病药、抗抑郁药或心境稳定剂可能引起的不良反应。

(温预关　朱秀清　李小芳)

参考文献

[1] 郝伟,于欣 . 精神病学 . 7 版 . 北京 : 人民卫生出版社 , 2013: 1-299.

[2] STEPHEN M S. Stahl 精神药理学精要 : 神经科学基础与临床应用 . 3 版 . 司天梅,黄继忠,于欣,译 . 北京 : 北京大学医学出版社 , 2011: 1-866.

[3] HASAN A, FALKAI P, WOBROCK T, et al. World Federation of Societies of Biological Psychiatry (WFSBP) guidelines for biological treatment of schizophrenia, part 2: update 2012 on the long-term treatment of schizophrenia and management of antipsychotic-induced side effects. World J Biol Psychiatry, 2013, 14 (1): 2-44.

[4] 赵靖平,施慎逊 . 精神分裂症防治指南 . 2 版 . 中华医学电子音像出版社 , 2015: 1-216.

[5] 司天梅,黄继忠,李晓白,等 . 帕利哌酮缓释片临床用药指导意见 (第二版). 中国新药杂志 , 2016, 25 (9): 1029-1035.

第七章
抑郁障碍处方审核案例详解

第一节 抑郁障碍药物治疗原则

1. 充分评估与监测原则 充分评估患者的生活质量、药物经济负担,对疗效、耐受性、安全性方面量化监测。

2. 确定药物治疗时机原则 通常 2 周内进一步评估是否用药,中至重度抑郁障碍患者尽早开始药物治疗。

3. 个体化合理用药原则 根据性别差异、不同年龄患者的代谢差异选择药物,对于有自杀意念的患者避免一次性处方大量药物,优先选择既往药物疗效好的种类,选择抗抑郁药的主要考虑因素包括安全性、经济性、有效性、适当性。

4. 抗抑郁药单一使用原则 尽可能单一用药,难治性病例可考虑联合用药,伴有精神病性症状的可考虑联合抗精神病药治疗。

5. 确定起始剂量及剂量调整原则 根据耐受性选择适宜的最低起始剂量,选择适宜的滴定速度,通常 1~2 周内加量至有效剂量;如仍有上调空间,症状无明显改善的,可根据耐受性继续增加剂量,有一定疗效的可维持相同剂量治疗至 4 周,再根据疗效与耐受性进行剂量调整评估。

6. 换药原则 如达到最大有效剂量或足量治疗 4 周仍无明显疗效,可考虑换药,不局限于不同种类间换药,可选择同类药物。但如已用 2 种同类抗抑郁药无效,建议换用另一种类的抗抑郁药。

7. 联合治疗原则 如换药治疗无效,可考虑联用 2 种作用机制不同的抗抑郁药,但不主张 2 种以上作用机制相同的抗抑郁药联用。

8. 停药原则 再发风险很低的患者维持期结束后数周内逐渐停药,存在残留症状的最好不停用,停药后坚持随访,需要时须快速回到原有药物的有效治疗剂量。

9. 加强宣教原则 治疗前宣传药物治疗方案、药物作用性质及可能出现的药物不良反应等,加强患者定时复诊意识的宣教,有利于病情稳定。

10. 治疗共病原则 积极治疗与抑郁发作共病的焦虑障碍、躯体疾病、物质依赖等。

第二节 抑郁障碍常用治疗药物与临床应用

一、抑郁障碍常用治疗药物

抗抑郁药是指一类治疗各种抑郁状态的药物,但对正常人的情绪没有提升作用,不仅能治疗各类抑郁障碍,还对焦虑、惊恐、强迫、恐惧、慢性疼痛等都有一定疗效。常用抗抑郁药的代表药物按照作用机制分类如下:

1. 三环类抗抑郁药(TCA) TCA 的作用机制为抑制突触前膜对去甲肾上腺素(NE)和 5-HT 的再摄取,增加突触间隙中有效的 NE 和 / 或 5-HT 水平,延长 NE 和 5-HT 作用于相应受体的时间而起抗抑郁作用。代表药物有阿米替林、氯米帕明、多塞平等。马普替林为四环类,其药理机制与 TCA 相似。

2. 单胺氧化酶抑制剂(MAOI) MAOI 的作用机制为影响单胺神经递质的降解过程,并在突触前膜蓄积,增加单胺神经递质释放并与突触间隙中的 5-HT 结合,又迅速解离,在突触前膜大部分 5-HT 重新摄取。代表药物有吗氯贝胺。

3. 选择性 5-HT 再摄取抑制剂(SSRI) SSRI 的作用机制为选择性地抑制 5-HT 转运体,拮抗突触前膜对 5-HT 的重摄取。代表药物有氟西汀、氟伏沙明、帕罗西汀、舍曲林、西酞普兰、艾司西酞普兰等。

4. 选择性 5-HT 与 NE 再摄取抑制剂(SNRI) SNRI 具有 5-HT 和 NE 双重摄取抑制作用,在高剂量时还产生对 DA 再摄取的抑制作用。代表药物有文拉法辛、度洛西汀和米那普仑等。

5. 其他类型抗抑郁药 有选择性去甲肾上腺素再摄取抑制剂(NRI)的瑞波西汀、去甲肾上腺素和特异性 5- 羟色胺能抗抑郁药(NaSSA)的米氮平、去甲肾上腺素多巴胺再摄取抑制剂(NDRI)的安非他酮、褪黑素 MT_1/MT_2 受体激动剂和 $5-HT_{2c}$ 受体拮抗剂的阿戈美拉汀以及 5-HT 受体拮抗 / 再摄取抑制剂(SARI)的曲唑酮等。

二、抑郁障碍治疗药物的临床应用

抑郁障碍的治疗坚持全疗程治疗策略,分为急性期治疗、巩固期治疗及维持期治疗、终止治疗。

1. 急性期治疗(8~12 周) A 级推荐药物有 SSRI、SNRI、NaSSA、NDRI、

SSRA、NRI 与可逆性单胺氧化酶 -A 抑制剂（RIMA）；B 级推荐药物有 SARI、TCA、四环类。对于轻至中度抑郁障碍患者也可选用舒肝解郁胶囊、圣约翰草制剂。伴有明显激越者可选择米氮平、帕罗西汀、氟伏沙明、曲唑酮、文拉法辛、阿米替林、氯米帕明。伴有强迫症状者可选择较大剂量的 SSRI 或氯米帕明。伴有精神病性症状者可选择氟伏沙明等抗抑郁药（不宜使用安非他酮）或合并使用非典型抗精神病药。伴有躯体疾病者可选用不良反应和相互作用较少的 SSRI、SNRI、米氮平或安非他酮。此外，合并有躯体疾病（如脑卒中、冠心病、糖尿病、肾病综合征、高血压）者所选的抗抑郁药应与原有躯体疾病治疗药物没有或较少有相互作用。

2. 巩固期治疗（4~9 个月）　原则上，应当继续使用急性期治疗有效的相同剂量的药物并坚持治疗 4~9 个月。TCA 与新型抗抑郁药能有效预防抑郁障碍的复燃，锂盐也有一定作用。推荐使用认知行为疗法等心理治疗作为合并治疗方法，可有效降低复燃风险。急性期电休克治疗有效的可继续使用，药物与心理治疗无效的建议继续予电休克治疗。如复燃发生，须返回急性期治疗过程，需将药物加量或采用改良电休克治疗。

3. 维持期治疗（至少 2~3 年）　推荐继续使用在急性期、巩固期有效的抗抑郁药，并足剂量治疗。锂盐可在维持期继续使用。如复燃发生，通常采用同样的方法治疗，需增加药物剂量、换药、合并用药或心理治疗增加疗效。维持期合并药物与心理治疗比单一使用能更有效预防抑郁复发。

4. 终止治疗　尽量不在重大事件（如结婚）、假期或发生应激性事件时结束治疗。撤药反应往往发生于半衰期较短的药物减量或停用时，缓慢减量或改为半衰期长的抗抑郁药可能会降低撤药综合征发生风险。

第三节　常用抗抑郁药的药物相互作用

1. 氟西汀　主要经 CYP2D6 代谢，为强效 CYP2D6 抑制剂。通过对多种 CYP 同工酶（CYP2D6、CYP2C19、CYP3A4、CYP2C9）的抑制作用，可升高氯氮平、阿立哌唑、伊潘立酮及利培酮活性成分的血药浓度；增加 S- 华法林活性对映体的血药浓度，增加出血风险，需要监测 INR；增加 β 受体拮抗剂（如普萘洛尔、美托洛尔）的血药浓度及可能发生严重的心动过缓；增加钙通道阻滞剂（如硝苯地平、维拉帕米）中毒症状（如水肿、恶心、面部潮红）；抑制他莫昔芬活性代谢产物的生成，减低他莫昔芬的临床疗效，临床上应避免合用；抑制 TCA 的羟化作用，增加 TCA 的血药浓度和毒副作用（镇静、口干、尿滞留）；禁止合用 MAOI 或停用本品 5 周内使用 MAOI，停用 MAOI 的 14 天内也禁止使用本品；禁止合用利奈唑胺或静脉注射用亚甲蓝。

2. 帕罗西汀　部分经 CYP2D6 代谢，为 CYP2D6 抑制剂。通过抑制 CYP2D6，可升高氯氮平、阿立哌唑、伊潘立酮及利培酮活性成分的血药浓度；可增加地昔帕明的血药浓度与可能的毒副作用；增加托莫西汀的血药浓度；抑制他莫昔芬活性代谢产物的生成，减低他莫昔芬的临床疗效，应避免合用；不能与 MAOI（包括利奈唑胺、亚甲蓝）合用或 2 周内停用 MAOI 使用本品，或 2 周内停用本品使用 MAOI。

3. 舍曲林　经 CYP2C19、CYP2D6 等代谢。通过抑制 CYP2D6，使地昔帕明的血药浓度轻度增加；禁止与 MAOI 合用。

4. 阿戈美拉汀　主要经 CYP1A2、CYP2C9/19 代谢。强效 CYP1A2 抑制剂（如氟伏沙明、环丙沙星等）可显著增加阿戈美拉汀的血药浓度，应禁止合用；雌激素合用使其暴露量增加数倍；利福平、吸烟降低其生物利用度。

5. 氟伏沙明　主要经 CYP2D6 代谢，为有效的 CYP1A2 抑制剂、中效 CYP2C 抑制剂和 CYP3A4 抑制剂、弱效 CYP2D6 抑制剂。可增加茶碱的血药浓度，可能增加其副作用，临床上应避免合用；可增加华法林的血药浓度，延长凝血酶原时间，需要监测 INR；可增加普萘洛尔的血药浓度，轻微降低心率和血压；增加阿米替林、丙米嗪、氯米帕明的血药浓度与可能的毒副作用；还可增加氯氮平、奥氮平、利培酮、喹硫平、阿立哌唑等多种抗精神病药的血药浓度；禁与替扎尼定、阿洛司琼和 MAOI 合用。

6. 度洛西汀　主要经 CYP1A、CYP2D6 代谢，为中效 CYP2D6 抑制剂。强效 CYP1A2 抑制剂（如氟伏沙明、环丙沙星等）可显著增加度洛西汀的血药浓度，临床应避免合用；可显著增加地昔帕明的血药浓度；抑制他莫昔芬活性代谢产物的生成，降低他莫昔芬的临床疗效；与华法林合用可增加与瘀点、紫癜有关的 INR 值，应紧密监测 INR 值；增加美托洛尔的血药浓度与可能的毒副作用；与 MAOI、TCA、SSRI 和其他血清素能药物合用有可能出现 5-HT 综合征；服用本品或停用本品的 5 天内禁用 MAOI，停用 MAOI 的 14 天内也禁用本品；正在服用 MAOI（包括利奈唑胺、静脉注射用亚甲蓝）者禁用本品。

7. 米氮平　经 CYP3A4、CYP2D6、CYP1A2 等代谢。氟伏沙明可显著增加其血药浓度，可能引起 5-HT 综合征；与卡马西平、苯妥英钠合用显著降低其血药浓度；与西咪替丁合用可增加其血药浓度；服用本品或停用本品的 14 天内禁用 MAOI，停用 MAOI 的 14 天内也禁用本品；正在服用 MAOI（包括利奈唑胺、静脉注射用亚甲蓝）者禁用本品。

8. 艾司西酞普兰　主要经 CYP2C19 代谢，为 CYP2D6 抑制剂。增加可乐定的中枢效应（如降低体温和镇静作用）；与 SNRI 和其他血清素能药物合用可能出现 5-HT 综合征；西咪替丁、CYP2C19 抑制剂（如奥美拉唑）增高其血药浓度;升高经 CYP2D6 代谢的药物(如美托洛尔、地昔帕明)的血药浓度;禁止与非选择性、不可逆性 MAOI 合用,停用本品的 7 天后才能使用 MAOI;禁止与利奈唑胺合用。

9. 安非他酮　主要经 CYP2B6 代谢,为 CYP2D6 抑制剂。可增加地昔帕明的血药浓度,可能发生不良反应;可增加文拉法辛的血药浓度,可能发生 5-HT 综合征;增加美托洛尔的血药浓度,可能发生严重的心动过缓;可抑制他莫昔芬活性代谢产物的生成,减低他莫昔芬的临床疗效;不能与 MAOI 合用,MAOI 与本品合用至少间隔 14 天。

10. 文拉法辛　主要经 CYP2D6、CYP3A4 代谢,对弱效 CYP2D6 抑制。西咪替丁抑制其代谢,其可升高地昔帕明、美托洛尔的血药浓度;降低氟哌啶醇的口服清除率;禁止同时服用 MAOI,停用 MAOI 至少 14 天内不得使用本品,停用本品至少 7 天方可用 MAOI。

总之,抗抑郁药与 MAOI、增强 5-HT 能神经功能的药物合用易出现 5-HT 综合征,正服用 MAOI(包括利奈唑胺、静脉注射用亚甲蓝)的患者应禁用。

第四节　抗抑郁药在特殊人群中的使用

1. 儿童及青少年人群　目前无一种抗抑郁药对儿童及青少年绝对安全,国外批准氟西汀、舍曲林用于儿童及青少年抑郁障碍的治疗,为一线用药。用药应自小剂量开始缓慢加至有效剂量,抗抑郁药与 18 岁以下儿童及青少年的自杀相关行为和敌意可能有关,应密切关注其可能的自杀或冲动征兆。

2. 老年人群　首选 SSRI,最大的优点是除抗抑郁疗效肯定外,其抗胆碱能及心血管系统不良反应轻微而易耐受。SNRI 亦可用于老年抑郁障碍的治疗,但不足之处是高剂量时可引起血压升高,需逐渐增加剂量并注意监测血压改变。米氮平能显著改善睡眠质量,适用于伴失眠、焦虑症状的老年抑郁障碍患者。阿戈美拉汀通过调节生物节律也可改善老年患者的抑郁症状。应慎用 TCA,因有明显的抗胆碱能作用及对心脏的毒性作用。

3. 妊娠期与哺乳期妇女　目前孕妇使用最多的抗抑郁药是 SSRI,应尽可能使用单一药物并考虑患者既往治疗情况。除帕罗西汀外,孕期使用 SSRI 并未增加患儿的心脏疾病和死亡风险,但能增加早产和低体重风险。SSRI 和米氮平可能与发生自然流产有关,孕晚期使用抗抑郁药可能与产后出血有关。产后抑郁障碍患者应首选 SSRI,除氟西汀外,抗抑郁药在乳汁中的浓度很低。

第五节　常见处方审核案例详解

案例 1
【处方描述】

性别:男　年龄:37 岁

临床诊断:早泄。

处方内容:

盐酸帕罗西汀片　　　20mg　　q.d.　　p.o.

【处方问题】适应证不适宜:处方开具盐酸帕罗西汀片的适应证与临床诊断或病情不符。

【机制分析】帕罗西汀为一种 SSRI,其作用机制为选择性地抑制 5-HT 转运体,拮抗突触前膜对 5-HT 的重摄取。帕罗西汀的主要适应证为抑郁障碍,亦可治疗强迫症、惊恐障碍或社交焦虑障碍,可选择性地阻断 5-HT 的再摄取,促进 5-HT 的转运而使其活性增加,其副作用包括可延迟射精。早泄是男性常见的一种性功能障碍疾病,形成病因复杂,主要因素为龟头过于敏感导致射精过快。有文献报道,帕罗西汀作为一类抗抑郁药,在治疗抑郁障碍患者的过程中被发现具有延迟射精的作用,具体机制为选择性地阻断神经元对突触间隙内 5-HT 的再摄取,提高突触内的 5-HT 浓度,进而激活 5-HT$_{1B}$ 和 5-HT$_{2C}$ 受体使射精延迟,但本处方使用帕罗西汀治疗早泄存在帕罗西汀的适应证与临床诊断或病情不符。因此,本处方属适应证不适宜,处方开具药品的适应证与临床诊断或病情不符。

【干预建议】建议医师与患者签署知情同意书或者换用其他治疗早泄的药物。

案例 2
【处方描述】

性别:女　年龄:24 岁

临床诊断:睡眠障碍;急性上呼吸道感染;抑郁状态。

处方内容:

曲唑酮片	100mg	q.n.	p.o.
酚麻美敏片	1 片	t.i.d.	p.o.

【处方问题】联合用药不适宜：曲唑酮片与含右美沙芬的药物配伍使副作用或毒性增强，引起严重不良反应。

【机制分析】酚麻美敏片的适应证为用于治疗和减轻普通感冒或流行性感冒引起的发热、头痛、四肢酸痛、喷嚏、流鼻涕、鼻塞、咳嗽、咽痛等症状，主要成分为对乙酰氨基酚、盐酸伪麻黄碱、氢溴酸右美沙芬、马来酸氯苯那敏。曲唑酮禁止与右美沙芬联用，右美沙芬为中枢性镇咳药，主要抑制延髓的咳嗽中枢而发挥作用，因其具有非麻醉性中枢性镇咳作用而广泛用于临床镇咳治疗。体外研究表明，包括右美沙芬在内的阿片类药物可抑制 5-HT 受体和 NE 受体的活性，从而抑制突触对 5-HT 的摄取。曲唑酮为 SARI 类抗抑郁药，能选择性地拮抗 5-HT 的再摄取，并有微弱的阻止 NE 再摄取的作用。因此，两者合用可发生相加或协同作用，从而导致 5-HT 水平升高，出现 5-HT 综合征（主要临床表现包括精神状态和行为改变、运动系统功能改变、自主神经功能紊乱等），故曲唑酮禁与含右美沙芬的药物（美敏伪麻溶液、酚麻美敏片等）联用。因此，本处方属联合用药不适宜，存在药品配伍使副作用或毒性增强，引起严重不良反应。

【干预建议】建议医师将酚麻美敏片换成不含右美沙芬的药物。

案例3
【处方描述】

性别：男　年龄：19岁
临床诊断：抑郁障碍。
处方内容：

阿戈美拉汀片	50mg	q.n.	p.o.
氟伏沙明片	150mg	b.i.d.	p.o.

【处方问题】联合用药不适宜：阿戈美拉汀片与强效 CYP1A2 抑制剂配伍使副作用或毒性增强，引起严重不良反应。

【机制分析】阿戈美拉汀为褪黑素 MT_1/MT_2 受体激动剂和 $5-HT_{2c}$ 受体拮抗剂，在体内主要经细胞色素 CYP1A2（90%）和 CYP2C9/19（10%）代谢。SSRI 类抗抑郁药氟伏沙明则是强效 CYP1A2 抑制剂和中效 CYP2C9 抑制剂，可明显抑制阿戈美拉汀的代谢，可使其暴露量增高约 60 倍，增加其头晕和嗜睡等药物不良反应发生风险，故阿戈美拉汀禁止与强效 CYP1A2 抑制剂（如氟伏沙明、环丙沙星）联合使用。因此，本处方属联合用药不适宜，存在药品配伍使副作用或毒性增强，引起严重不良反应。

【干预建议】建议避免两者合用,如需使用阿戈美拉汀片,建议医师将氟伏沙明换为其他对 CYP1A2 酶无抑制作用的精神障碍药物。

案例4
【处方描述】

性别:女 年龄:61 岁

临床诊断:抑郁障碍;焦虑障碍。

处方内容:

盐酸舍曲林分散片	50mg	q.d.	p.o.
丁螺环酮片	5mg	b.i.d.	p.o.
氟哌噻吨美利曲辛片	0.5mg/10mg	q.d.	p.o.
盐酸帕罗西汀片	20mg	q.d.	p.o.

【处方问题】联合用药不适宜中的重复用药:联用多种精神障碍药物。

【机制分析】舍曲林和帕罗西汀同为 SSRI 类抗抑郁药,同时使用 2 种药理作用机制相同的抗抑郁药可能增加药品不良反应发生风险;丁螺环酮和氟哌噻吨美利曲辛均为抗焦虑药。因此,4 种抗抑郁或焦虑药联用不妥,存在重复用药。因此,本处方属联合用药不适宜中的重复用药,同类药物及相同作用机制的药物合用。

【干预建议】建议医师精简用药,SSRI 类抗抑郁药尽量只选择其中1 种。

案例5
【处方描述】

性别:男 年龄:57 岁

临床诊断:抑郁障碍。

处方内容:

盐酸帕罗西汀片	20mg	q.n.	p.o.

【处方问题】用法、用量不适宜:盐酸帕罗西汀片应早晨餐时顿服。

【机制分析】盐酸帕罗西汀片药品说明书提示建议每日早晨餐时顿服,主要是因为抑郁障碍患者往往是具有晨重暮轻的表现,早上表现的症状更加严重,早晨服用帕罗西汀后的达峰时间相对较快,能够有效改善情绪低落、兴趣丧失等一些抑郁障碍的核心症状,因此,本处方的盐酸帕罗西汀片用法欠合理。因此,本处方属用法、用量不适宜,处方开具的用法与药品监督管理部门批准的该药品说明书不符。

【干预建议】建议将盐酸帕罗西汀片用法改为早晨顿服。

案例 6

【处方描述】

性别:女　年龄:60 岁

临床诊断:抑郁障碍。

处方内容:

坦度螺酮片	20mg	b.i.d.	p.o.
文拉法辛缓释片	75mg	t.i.d.	p.o.

【处方问题】用法、用量不适宜:文拉法辛缓释片应每日 1 次。

【机制分析】文拉法辛为 SNRI 类抗抑郁药。文拉法辛缓释片药品说明书提示应该在早晨或晚间一个相对固定的时间和食物同时服用,每日 1 次,用水送服,应该整片服下,避免掰开、压碎、咀嚼或泡于水中。服用盐酸文拉法辛缓释制剂(150mg/q24h)通常具有较低的峰浓度(文拉法辛和 O- 去甲基文拉法辛分别为 150 和 260ng/ml)、较迟的达峰时间(文拉法辛和 O- 去甲基文拉法辛分别为 5.5 和 9 小时),当每日服用文拉法辛的剂量相同时,服用盐酸文拉法辛缓释制剂的患者的血药浓度波动明显较低,因此,盐酸文拉法辛缓释制剂与普通制剂相比吸收较慢,但吸收的药物总量相同。本处方中的文拉法辛缓释片剂量较大,已达用于各种类型抑郁障碍治疗的说明书推荐最大剂量 225mg/d。通过多次口服用药,文拉法辛和 O- 去甲基文拉法辛在 3 天内达到稳态血药浓度,在 75~450mg/d 的剂量下文拉法辛和 O- 去甲基文拉法辛属线性药动学模型。因此,文拉法辛缓释片一日 3 次高于其药品说明书推荐用药频率,可能容易导致药物蓄积,增加药物过量风险。因此,本处方属用法、用量不适宜,处方开具的用法与药品监督管理部门批准的该药品说明书不符。

【干预建议】建议医师将盐酸文拉法辛缓释片的用法改为早晨或晚间一个相对固定的时间和食物同时服用,每日 1 次,用水送服,应整片服下,避免掰开、压碎、咀嚼或泡于水中。

案例 7

【处方描述】

性别:男　年龄:52 岁

临床诊断:抑郁状态。

处方内容:

帕罗西汀片	20mg	q.n.	p.o.
米安色林片	30mg	q.n.	p.o.
舍曲林片	50mg	q.d.	p.o.

【处方问题】联合用药不适宜中的重复用药:联用 3 种抗抑郁药。

【机制分析】帕罗西汀、舍曲林均属于 SSRI 类抗抑郁药,米安舍林属于四环类抗抑郁药,原则不主张 2 种以上作用机制相同的抗抑郁药联用,需特别留意长时间大剂量使用 2 或 3 种类型相近的抗抑郁药。本处方联用 3 种抗抑郁药,可能增加药物不良反应发生风险。因此,本处方属联合用药不适宜中的重复用药,同类药物及相同作用机制的药物合用。

【干预建议】建议医师减少同类药物使用,如确认要联用,需重签名。

案例 8

【处方描述】

性别:男　年龄:22 岁

临床诊断:疑病症。

处方内容:

马来酸氟伏沙明片	150mg	q.n.	p.o.
盐酸文拉法辛缓释胶囊	150mg	b.i.d.	p.o.

【处方问题】适应证不适宜:处方开具马来酸氟伏沙明片、盐酸文拉法辛缓释胶囊的适应证与临床诊断或病情不符;用法、用量不适宜:盐酸文拉法辛缓释胶囊的剂量过大。

【机制分析】马来酸氟伏沙明片的适应证为用于抑郁障碍及相关症状、强迫症症状的治疗;盐酸文拉法辛缓释胶囊的适应证为用于治疗各种类型的抑郁障碍(包括伴有焦虑的抑郁障碍)及广泛性焦虑障碍。本处方患者诊断为疑病症,却使用多种抗抑郁药,存在适应证与临床诊断或病情不符。文拉法辛为 SNRI 类抗抑郁药,氟伏沙明则为 SSRI 类抗抑郁药,使用文拉法辛治疗时可能发生 5-HT 综合征,尤其是在与其他作用于 5-HT 递质系统的药物[包括曲坦、SSRI、其他 SNRI、锂盐、西布曲明、曲马多或圣约翰草(金丝桃属植物提取物)]等合用时。盐酸文拉法辛缓释胶囊说明书推荐起始剂量为 75mg,最大日剂量为 225mg,尚未有 225mg 以上的使用经验,本处方的使用剂量为 300mg/d,剂量偏大;同时合用 SSRI 类抗抑郁药,增加 5-HT 综合征发生风险。因此,本处方属适应证不适宜,处方开具药品的适应证与临床诊断或病情不符;用法、用量不适宜,处方开具的用量与药品监督管理部门批准的该药品说明书不符。

【干预建议】建议医师完善诊断,减少药物剂量;如需使用,须签署知情同意书。

案例 9

【处方描述】

性别:女　年龄:48 岁
临床诊断:分裂症后抑郁;焦虑障碍。
处方内容:

丁螺环酮片	10mg	t.i.d.	p.o.
氯氮平片	75, 125, 0, 150mg	p.o.	特殊间隔
盐酸帕罗西汀片	60mg	q.d.	p.o.
氟伏沙明片	150mg	b.i.d.	p.o.

【处方问题】联合用药不适宜中的重复用药:联用多种精神障碍药物。

【机制分析】帕罗西汀、氟伏沙明均属 SSRI 类抗抑郁药,一般情况下抗抑郁效果欠佳时,最好合并 2 种不同药理作用机制的抗抑郁药;帕罗西汀有抗焦虑作用,丁螺环酮同样用于治疗广泛性焦虑障碍和其他焦虑性障碍,联用多种精神障碍药物有重复用药之嫌,增加药物不良反应发生风险。因此,本处方属联合用药不适宜中的重复用药,同类药物及相同作用机制的药物合用。

【干预建议】建议医师换用药理作用机制不同的抗抑郁药,精简用药。

案例 10

【处方描述】

性别:女　年龄:58 岁
临床诊断:抑郁障碍。
处方内容:

奥氮平片	10mg	q.n.	p.o.
阿戈美拉汀片	0,25,25,0mg	特殊间隔	p.o.

【处方问题】适应证不适宜:处方开具奥氮平片的适应证与临床诊断或病情不符;用法、用量不适宜:阿戈美拉汀片应睡前服用。

【机制分析】患者诊断为抑郁障碍却服用抗精神病药奥氮平,存在处方开具奥氮平片的适应证与临床诊断或病情不符。阿戈美拉汀片为褪黑素 MT_1/MT_2 受体激动剂和 $5-HT_{2c}$ 受体拮抗剂,用于治疗成人抑郁障碍,说明书推荐用法为 25mg/d,睡前口服,如治疗 2 周后症状没有改善,可增加剂量至 50mg/d,睡前服。阿戈美拉汀能纠正昼夜节律紊乱,使昼夜节律得以重建;对睡眠具有正向的时相调整作用,诱导睡眠时相提前;降低体温,引发类褪黑素作用,睡前服用能起到最佳效果,本处方中的服用方法不合理。因此,本处方属适应证不适宜,处方开具药品的适应证与临床诊断或病情不符;用法、用量不适宜,处方开具的用法与药品监督管理部门批准的该药品说明书不符。

【干预建议】建议医师完善诊断;修改阿戈美拉汀片的用法,改成睡前服用 2 片。

案例 11

【处方描述】

性别:女　年龄:44 岁

临床诊断:神经衰弱;睡眠障碍。

处方内容:

米氮平片	15mg	q.n.	p.o.
帕罗西汀片	10mg	b.i.d.	p.o.
阿普唑仑片	0.4mg	q.n.	p.o.

【处方问题】适应证不适宜:处方开具米氮平片、帕罗西汀片的适应证与临床诊断或病情不符。

【机制分析】帕罗西汀为一种 SSRI,其作用机制为选择性地抑制 5-HT 转运体,拮抗突触前膜对 5-HT 的重摄取,主要适应证为抑郁障碍,亦可治疗强迫症、惊恐障碍或社交焦虑障碍,对症状如快感缺乏、精神运动性抑制、睡眠欠佳(早醒)以及体重减轻均有疗效;米氮平为 NaSSA 类抗抑郁药,主要适应证为抑郁障碍的治疗,它通过与中枢的 5-HT 受体($5-HT_2$、$5-HT_3$)相互作用起调节5-HT 的功能,米氮平抗组胺受体(H_1)的特性起镇静作用,但米氮平可能加重苯二氮草类的镇静作用,当苯二氮草类药物与其合用时应予以注意。本例患者诊断为神经衰弱,神经衰弱是否有必要使用 2 种抗抑郁药,存在诊断与用药不符。因此,本处方属适应证不适宜,处方开具药品的适应证与临床诊断或病情不符。

【干预建议】建议医师修改医嘱或做说明、完善诊断。

案例 12

【处方描述】

性别:男　年龄:56 岁

临床诊断:伴精神病性症状的抑郁发作;躯体化障碍。

处方内容:

度洛西汀肠溶胶囊	60mg	q.d.	p.o.
喹硫平片	25mg	h.s.	p.o.
度洛西汀肠溶片	20mg	q.d.	p.o.

【处方问题】联合用药不适宜中的重复用药:度洛西汀重复使用;用法、用量不适宜:度洛西汀的剂量过大。

【机制分析】本处方同时含 2 种药理作用机制相同的药物度洛西汀,成分相同但商品名或剂型不同的药物合用存在重复用药。度洛西汀为 SNRI 类抗抑郁药,用于抑郁障碍的治疗,其药品说明书推荐起始剂量为 40~60mg/d,不考虑进食情况,现有的临床研究数据未证实剂量超过 60mg/d 将增加疗效。本处方中的度洛西汀剂量过大,每日最大量超过 60mg,可能增加药物不良反应发生风险。因此,本处方属联合用药不适宜中的重复用药,成分相同但商品名或剂型不同的药物合用;用法、用量不适宜,处方开具的用量与药品监督管理部门批准的该药品说明书不符。

【干预建议】建议医师修改医嘱,选择 1 种规格的度洛西汀;如医师确定要超剂量使用,需要医师重签名、签署知情同意书,并在联系单中确认签名。

案例 13

【处方描述】

性别:女　年龄:16 岁

临床诊断:抑郁障碍;焦虑障碍。

处方内容:

氟伏沙明片	0,25,0,50mg	特殊间隔	p.o.
普萘洛尔片	10mg	t.i.d.	p.o.

【处方问题】联合用药不适宜:普萘洛尔与氟伏沙明联用后加重药物不良

反应。

【机制分析】普萘洛尔经CYP1A2代谢,而SSRI类抗抑郁药氟伏沙明则是强效CYP1A2抑制剂和中效CYP2C9抑制剂,联合使用可增高普萘洛尔的血药浓度,可能增加其引起的心动过缓等不良反应发生风险。因此,本处方属联合用药不适宜,联用后加重药物不良反应。

【干预建议】建议医师根据患者的心率、血压等临床征象指导临床用药,适时调整剂量。

案例14
【处方描述】

性别:男　年龄:65岁
临床诊断:抑郁障碍。
处方内容:
米氮平片　　　45mg　　q.n.　p.o.
喹硫平片　　　1.5g　　 q.n.　p.o.

【处方问题】适应证不适宜:处方开具喹硫平片的适应证与临床诊断或病情不符;用法、用量不适宜:喹硫平片的剂量过大。

【机制分析】喹硫平属于二苯二氮䓬类非典型抗精神病药,用于治疗精神分裂症的一般剂量范围为300~450mg/d,而有些患者口服150mg/d已达疗效满意的程度,但也有人必须采用最大剂量750mg/d,对于年老者、肝肾功能不全者应减量。该患者为老年抑郁障碍患者,却使用抗精神病药喹硫平,且喹硫平片睡前服用剂量为1.5g,用量过大,远超过说明书推荐剂量,增加药物不良反应发生风险。因此,本处方属适应证不适宜,处方开具药品的适应证与临床诊断或病情不符;用法、用量不适宜,用药剂量过大。

【干预建议】建议医师完善临床诊断,修改喹硫平片的剂量。

案例15
【处方描述】

性别:女　年龄:29岁
临床诊断:有精神病性症状的抑郁障碍。
处方内容:
氟伏沙明片　　　　　150mg　　b.i.d.　p.o.
丙戊酸镁缓释片　　　1.25g　　 b.i.d.　p.o.

【处方问题】用法、用量不适宜：丙戊酸镁缓释片的剂量过大。

【机制分析】患者有精神病性症状的抑郁障碍，没有使用抗精神病药，丙戊酸镁缓释片此处作为心境稳定剂，其说明书提示最高剂量不应高于普通片的每日最高剂量，普通片的最高日剂量为 1.6g，因药物过量，早期表现为恶心、呕吐、腹泻、畏食等消化道症状，继而出现肌无力、四肢震颤、共济失调、嗜睡、意识模糊或昏迷。本处方中丙戊酸镁缓释片的日剂量大于药品说明书推荐剂量，有可能增加恶心、呕吐等不良反应发生风险。因此，本处方属用法、用量不适宜，处方开具的用量与药品监督管理部门批准的该药品说明书不符。

【干预建议】建议医师修改诊断，调整药物剂量；如需使用，须签署知情同意书。

第六节 小　结

抑郁障碍处方审核过程中需注意以下几点：

1. 抗抑郁药的使用与其临床诊断是否相符，是否存在诊断与用药不符的情形。如诊断为神经衰弱，却使用抗抑郁药。

2. 注意超剂量用药处方，特别是超过药品说明书推荐最大剂量 2 倍的处方。

3. 抗抑郁药在早晨服用的方式比较常见，处方审核中需注意给药频次与服用方法，如帕罗西汀应为早晨顿服，如为睡前服用则不合理；再比如盐酸帕罗西汀肠溶缓释片不能掰开服用。

4. 需注意禁忌证和禁忌人群，抗抑郁药与 18 岁以下儿童及青少年的自杀相关行为和敌意可能有关，如马来酸氟伏沙明片不应用于 18 岁以下儿童及青少年的治疗。

5. 注意药效学和药动学上有明显药物 - 药物相互作用的处方。如氟伏沙明是强效 CYP1A2 抑制剂和中效 CYP2C9 抑制剂，可明显抑制阿戈美拉汀的代谢，可使其暴露量增高约 60 倍。

6. 需特别留意长时间大剂量使用 2 或 3 种类型相近的抗抑郁药、使用 2 种抗精神病药或心境稳定剂。

（温预关　朱秀清　李小芳）

参考文献

[1] 李凌江, 马辛. 中国抑郁障碍防治指南. 2 版. 北京: 中华医学电子音像出版社, 2015: 1-228.

第八章
非器质性失眠症处方审核案例详解

第一节　非器质性失眠症药物治疗原则

1. 失眠继发于或伴发于其他疾病时,应同时治疗原发或伴发疾病。

2. 应及时发现并纠正失眠患者存在的睡眠卫生不良,给予正确的睡眠卫生教育,并在此基础上给予其他干预方式。

3. 针对失眠的认知行为疗法(CBT-I)是认知治疗和行为治疗(睡眠限制、刺激控制)的组合,是治疗成人(包括老年人)失眠的首选方案之一,即使已经接受药物治疗的慢性失眠患者,也应当辅以 CBT-I。

4. 短期失眠患者无法完成 CBT-I 时应及时选择药物治疗。

5. 慢性失眠患者无法完成 CBT-I 或者 CBT-I 无效时可以选择药物治疗,长期给药应参照药物治疗推荐意见个体化实施。

6. 物理治疗可以作为补充和替代干预方案。

第二节　非器质性失眠症常用治疗药物与临床应用

一、非器质性失眠症常用治疗药物

目前非器质性失眠症的治疗药物主要包括苯二氮䓬类受体激动剂(包括 BZD 和非 BZD 镇静催眠药)、褪黑素受体激动剂(如雷美替胺、阿戈美拉汀等)、食欲素受体拮抗剂(如苏沃雷生等)及具有催眠效应的抗抑郁药等。

镇静催眠药是一类对中枢神经系统具有抑制作用的药物,小剂量时引起安静或嗜睡状态,大剂量时可诱导入睡、延长睡眠时间,多数药物在改善睡眠的同时又能减轻焦虑症状、安定情绪。镇静催眠药主要分为以下

几类:

1. 苯二氮䓬类（BZD） BZD 主要通过加强 γ - 氨基丁酸（γ-GABA）对 GABA$_A$ 受体的作用而发挥作用,它与 GABA$_A$ 受体结合后,增加氯离子通道的开放频度,使细胞膜超极化,妨碍去极化的产生而起到抑制作用,进而产生镇静、催眠、抗焦虑、抗惊厥（抗癫痫）及肌肉松弛等作用。

代表药物有地西泮、阿普唑仑、艾司唑仑、氯硝西泮、咪达唑仑、劳拉西泮等。根据半衰期长短,一般分为短效类（半衰期在 10 小时内）如三唑仑、咪达唑仑;中效类（半衰期一般在 10~24 小时）如阿普唑仑、奥沙西泮、艾司唑仑;长效类（半衰期一般在 24 小时以上）如地西泮、氯硝西泮。短、中效类药物多用于治疗失眠,而长效类药物多用于治疗焦虑障碍和酒精依赖的戒断。

2. 巴比妥类 巴比妥类药物主要是通过激活 GABA$_A$ 受体而增加氯离子的通透性使细胞膜超极化,从而对中枢有抑制作用。代表药物有苯巴比妥、异戊巴比妥、司可巴比妥。

3. 其他镇静催眠药 代表药物有唑吡坦、佐匹克隆、右佐匹克隆、扎来普隆等非 BZD 药物,以及雷美替胺、水合氯醛及具有镇静催眠作用的抗抑郁药（如曲唑酮、米氮平）等。

BZD 和巴比妥类在酒精依赖戒断综合征、控制癫痫发作、其他类型的癫痫发作等方面有重要应用,此处不做重点讨论。

二、非器质性失眠症常用治疗药物的临床应用

失眠是指虽然有合适的睡眠机会、环境,却仍对睡眠时间和 / 或质量感到不满足,影响日间社会功能的一种主观体验,其临床表现主要为入睡困难（通常入睡潜伏期 >30 分钟）、睡眠维持时间短（整夜觉醒次数 ≥ 2 次）、睡眠质量下降、总睡眠时间减少（通常 <6.5 小时）、早醒及日间功能障碍（如疲劳、躯体不适、认知障碍、情绪低落、易激惹等）。短期失眠一般病程 <3 个月,而慢性失眠一般病程 ≥ 3 个月。

失眠障碍的治疗一般应遵循个体化用药,合理选择药物,按需、间断、足量用药,合理撤药,预防依赖 / 成瘾的原则。失眠的治疗药物首选非 BZD,首选药物若无效或依从性不佳,则更换为另外一种中短效类 BZD、褪黑素受体拮抗剂、食欲素受体拮抗剂。需强调失眠的精准用药,如入睡困难可选用唑吡坦、扎来普隆、佐匹克隆、咪达唑仑;夜间易醒可选用艾司唑仑;早醒可选用长效的地西泮;对于焦虑抑郁合并失眠的患者可考虑具有镇静催眠作用的抗抑郁药（如曲唑酮、米氮平或帕罗西汀等）（单药或组合）加用镇静催眠药（如非 BZD 药物或褪黑素受体激动剂）。长期使用苯二氮䓬类受体激

动剂的失眠患者,疗程一般不超过 4 周,<4 周可连续治疗,>4 周每月定期临床评估,每 6 个月或旧病复发全面评估。对于慢性失眠患者,推荐以间歇治疗或按需治疗的方式使用非 BZD。与连续治疗(即每晚睡前服用 1 次)不同,间歇治疗为每周选择数晚服药而非连续每晚服药,通常推荐给药频次为每周 3~5 次。"按需"一般指:①预期入睡困难时于上床睡眠前 5~10 分钟服用;②上床后 30 分钟仍不能入睡时立即服用;③夜间醒来无法再次入睡,且预期起床时间 >12 小时时可服用短半衰期药物;④根据次日活动需要(如有重要事务)可睡前服用。一般抗抑郁药不采用间歇或按需给药的方式。

第三节　常用镇静催眠药的药物相互作用

一般镇静催眠药与易成瘾或可能成瘾的药物合用会增加其成瘾性,饮酒、其他镇痛药、与 TCA 合用可使药效增强,而与中枢神经抑制药合用时药效增加,用时应慎之。

巴比妥类和水合氯醛等镇静催眠药一般为肝药酶诱导剂,与其他药物合用使其本身或其他药物的代谢加快,多数情况使目标药物的血药浓度降低和药理活性减弱。

苯二氮䓬类受体激动剂常见的代谢酶有 CYP3A4、CYP2C19 和尿苷二磷酸葡糖醛酸转移酶(UGT)。其中 CYP3A4 酶的底物有地西泮、阿普唑仑、艾司唑仑、氯硝西泮、咪达唑仑、右佐匹克隆、唑吡坦,常见的 CYP3A4 酶诱导剂有圣约翰草、皮质醇类激素、抗逆转录病毒药、卡马西平、苯妥英、苯巴比妥,常见的 CYP3A4 酶抑制剂有奈法唑酮、地尔硫䓬、红霉素、氟康唑、伊曲康唑、克霉唑、沙奎那韦、维拉帕米、葡萄柚汁、醋竹桃霉素;CYP2C19 酶的底物有地西泮,常见的 CYP2C19 酶诱导剂有圣约翰草、卡马西平、苯妥英、苯巴比妥、利福平,常见的 CYP2C19 酶抑制剂有氟伏沙明、雌二醇、西咪替丁、奎尼丁、反苯环丙胺;UGT 酶的底物有劳拉西泮、奥沙西泮,常见的 UGT 酶诱导剂有激素类避孕药、卡马西平、苯妥英、苯巴比妥,常见的 CYP2C19 酶抑制剂有丙戊酸、丙磺舒。咪达唑仑禁止与伊曲康唑、伏立康唑或 HIV 蛋白酶抑制剂(包括利托那韦)合用。

第四节　镇静催眠药在特殊人群中的使用

1. 老年人群　通常剂量需减半,从最小有效剂量开始,尽可能短期给药,密切观察药物不良反应,不主张长期、大剂量给药,避免使用半衰期长的药物,老年慢性失眠患者长期用药时在维持疗效的前提下推荐使用间歇治疗方法。老年失眠患者一般首选非药物治疗,药物治疗一般推荐选择非 BZD(如唑吡坦、右佐匹克隆)、褪黑素受体激动剂、食欲素受体拮抗剂或小剂量多塞平。

2. 妊娠期与哺乳期妇女 原则上不主张妊娠期服用任何 BZD。其中氟西泮、艾司唑仑、三唑仑、替马西泮为应禁用;地西泮、氯氮䓬、氯硝西泮、劳拉西泮、奥沙西泮、阿普唑仑、咪达唑仑可能增加致畸风险。苯巴比妥可能对胎儿产生致畸作用。所有非 BZD,阿米替林、多塞平、曲唑酮和米氮平等具有镇静催眠作用的抗抑郁药,只有在明确获益可能性大于潜在危害的情况下才能谨慎使用。苯海拉明可用于妊娠期呕吐,同时有催眠作用,但用于妊娠期失眠尚缺乏循证医学证据。镇静催眠药通常具有适当的亲脂性,易进入大脑,在乳汁中的浓度可能较高,故哺乳期妇女慎用此类药。其中佐匹克隆、右佐匹克隆、扎来普隆、阿米替林以及曲唑酮属于哺乳分级 L2 级,较安全;而多塞平属于哺乳分级 L5 级,应禁用。

3. 特殊躯体疾病患者 临床上经常使用苯二氮䓬类受体激动剂改善慢性阻塞性肺疾病患者的失眠和焦虑症状,但苯二氮䓬类受体激动剂中的 BZD 可增加慢性阻塞性肺疾病患者发生呼吸衰竭风险,对于慢性阻塞性肺疾病和阻塞性睡眠呼吸暂停综合征患者应慎用 BZD,重度慢性阻塞性肺疾病患者应避免服用 BZD,对高碳酸血症明显的慢性阻塞性肺疾病急性加重期患者和限制性通气功能障碍失代偿期患者禁用 BZD,必要时需在有创或无创机械通气支持下应用,对于伴有慢性阻塞性肺疾病和轻至中度阻塞性睡眠呼吸暂停综合征的失眠患者推荐选择非 BZD(如唑吡坦、右佐匹克隆)、褪黑素受体激动剂(如雷美替胺)治疗。肝脏疾病患者使用奥沙西泮、劳拉西泮更安全。苯巴比妥禁用于严重肺功能不全、肝硬化、血卟啉病史、贫血、哮喘史、未控制的糖尿病、过敏等患者。

4. 共病精神障碍患者 精神分裂症患者存在失眠时应以选择抗精神病药治疗为主,在必要的情况下可辅以镇静催眠药治疗失眠症状。共病抑郁失眠患者应当采用组合治疗,包括抗抑郁药(单药或组合)加用镇静催眠药(如非BZD 或褪黑素受体激动剂)及采用针对失眠的认知行为疗法的同时应用具有镇静作用的抗抑郁药。

第五节　常见处方审核案例详解

案例 1

【处方描述】

性别:女　年龄:41 岁

临床诊断:失眠障碍;孕 10^{+6} 周。

处方内容:

艾司唑仑片　　1mg　q.n.　p.o.

【处方问题】 遴选药品不适宜:处方开具艾司唑仑片用于特殊人群孕妇,需要禁忌使用。

【机制分析】 艾司唑仑属于中效类(半衰期一般在 10~24 小时)BZD 镇静催眠药,主要用于抗焦虑、治疗失眠,也用于治疗紧张、恐惧及抗癫痫和抗惊厥。艾司唑仑片药品说明书提示在妊娠 3 个月内用药有增加胎儿致畸的风险,妊娠后期用药影响新生儿的中枢神经活动,分娩前及分娩时用药可导致新生儿肌张力减弱,故整个妊娠周期中应避免使用艾司唑仑。因此,本处方属遴选药品不适宜,存在用药禁忌。

【干预建议】 建议医师停用艾司唑仑片,改用对妊娠影响相对较小的其他药物。

案例 2

【处方描述】

性别:男　年龄:59 岁

临床诊断:失眠。

处方内容:

阿普唑仑片　　　　　　0.8mg　　t.i.d.　　p.o.

酒石酸唑吡坦片　　　　10mg　　q.n.　　p.o.

【处方问题】 联合用药不适宜:阿普唑仑与唑吡坦两者联用后加重药物不良反应。

【机制分析】 阿普唑仑属于中效类(半衰期一般在 10~24 小时)BZD 镇静催眠药,阿普唑仑与其他中枢神经抑制药合用可增加呼吸抑制作用,唑吡坦与其他安眠药合用时中枢抑制作用加重,故阿普唑仑与唑吡坦两者合用时可能导致呼吸抑制。因此,本处方属联合用药不适宜,联用后加重药物不良反应。

【干预建议】建议避免合用阿普唑仑与唑吡坦,可选择其中1种镇静催眠药。

案例3
【处方描述】

性别:男　年龄:60岁

临床诊断:非器质性失眠症。

处方内容:

酒石酸唑吡坦片	10mg	b.i.d.	p.o.

【处方问题】用法、用量不适宜:酒石酸唑吡坦片应睡前服用,每日剂量不得超过10mg。

【机制分析】唑吡坦属于第二类精神药品,为非BZD镇静催眠药(是与BZD相关联的咪唑吡啶类催眠药),用于治疗偶发性、暂时性和慢性失眠症,其口服生物利用度约为70%,最大血浆浓度达峰时间为0.5~3小时,说明书提示本品应在临睡前服用或上床后服用。因此,应睡前服用,保证充足的睡眠,而不影响白天的工作。一般人群的剂量为每次10mg,但该患者60岁,属于特殊人群老年患者,剂量应减半即为5mg,而本处方开具的用量为10mg b.i.d. p.o.,超过其药品说明书推荐最大剂量10mg/d。唑吡坦过量的主要症状为中枢神经系统抑制,临床表现可以从嗜睡状态直至昏迷,轻度过量的患者可表现为精神错乱和嗜睡。因此,本处方属用法、用量不适宜,处方开具的用法、用量与药品监督管理部门批准的该药品说明书不符。

【干预建议】建议医师修改用法、用量;老年人使用该药还要注意防跌倒。

案例4
【处方描述】

性别:女　年龄:68岁

临床诊断:高血压;睡眠障碍;慢性胃炎;焦虑状态。

处方内容:

氯硝西泮片	4mg	q.n.	p.o.
奥美拉唑肠溶片	20mg	q.d.	p.o.
氟哌噻吨美利曲辛片	0.5mg/10mg	q.d.	p.o.
美托洛尔缓释片	47.5mg	q.d.	p.o.

【处方问题】联合用药不适宜:氯硝西泮与奥美拉唑联用后可能会加重药物不良反应。

【机制分析】奥美拉唑抑制经 CYP2C19 酶,甚至 CYP3A4 酶介导的 BZD 的代谢,导致这类药物的清除率降低、半衰期延长、血药浓度升高、作用增强。氯硝西泮为 CYP3A4 酶的底物,在体内几乎全部在肝脏内代谢,代谢产物以游离或结合形式经尿排出,在 24 小时内仅有小于口服量的 0.5% 以原药形式排出,半衰期为 26~49 小时,合用奥美拉唑可能导致其清除率降低、半衰期延长、血药浓度升高、镇静作用增强。患者为 68 岁的老年女性,可能增加其用药后呼吸困难、低血压、心动过缓等不良反应发生风险。因此,本处方属联合用药不适宜,联用后加重药物不良反应。

【干预建议】建议医师密切监测药物可能出现的毒性症状。

案例5
【处方描述】

性别:女　年龄:1 岁
临床诊断:心脏杂音。
处方内容:
地西泮注射液　　4mg　q.d.　i.m.

【处方问题】适应证不适宜:处方开具地西泮注射液的适应证与临床诊断或病情不符;药品剂型或给药途径不适宜:地西泮宜采用静脉注射给药。

【机制分析】地西泮注射液的适应证为用于抗癫痫和抗惊厥、全麻诱导和麻醉前给药,患者诊断为心脏杂音,却使用地西泮注射液,存在处方开具地西泮注射液的适应证与临床诊断或病情不符。另外,药动学表明,地西泮肌内注射、静脉注射达到血药浓度峰值的时间分别为 0.5~1.5 小时和 0.25 小时,肌内注射在 20 分钟内起效,而静脉注射仅需 1~3 分钟,开始静脉注射后药物可迅速经血流进入中枢神经,随后转移至脂肪组织,故作用快。此外,地西泮的脂溶性较高,肌内注射吸收慢而不规则、不完全,血药浓度不稳定,其峰值血药浓度比口服还低,故临床上地西泮宜采用静脉注射给药,一般不宜采用肌内注射给药。地西泮禁用于儿童肌内注射,主要是因为地西泮注射液含苯甲醇,一方面,肌内注射地西泮吸收不规则完全,另一方面,会使臀部肌肉萎缩,反复肌内注射可引起臀肌挛缩症。因此,本处方属适应证不适宜,处方开具药品的适应证与临床诊断或病情不符;药品剂型或给药途径不适宜,只能静脉注射的药物开成肌内注射。

【干预建议】建议医师完善诊断;并更改地西泮注射液的用法,建议静脉注射。

案例6
【处方描述】

性别:女　年龄:59 岁

临床诊断:睡眠障碍。

处方内容:

酒石酸唑比坦片	10mg	q.n.	p.o.
劳拉西泮片	2mg	q.n.	p.o.
右佐匹克隆片	3mg	q.n.	p.o.

【处方问题】联合用药不适宜中的重复用药:联用 3 种镇静催眠药。

【机制分析】本处方开具 3 种镇静催眠药,联用不仅加重中枢抑制作用,而且更容易产生依赖性。因此,本处方属联合用药不适宜中的重复用药,存在同类药物及相同作用机制的药物合用,多种镇静催眠药联用。

【干预建议】建议医师精简药物。

案例7
【处方描述】

性别:男　年龄:56 岁

临床诊断:精神分裂症;睡眠障碍。

处方内容:

利培酮片	2mg	b.i.d.	p.o.
佐匹克隆片	7.5mg	q.n.	p.o.
右佐匹克隆片	3mg	q.n.	p.o.

【处方问题】联合用药不适宜中的重复用药:佐匹克隆与右佐匹克隆联用。

【机制分析】右佐匹克隆是佐匹克隆的异构体,两者均为非 BZD 镇静催眠药,有重复用药之嫌,可能增加药物不良反应发生风险,老年患者和 / 或虚弱患者使用镇静催眠药应考虑到重复使用或对药物敏感引起的运动损伤和 / 或认知能力损伤。因此,本处方属联合用药不适宜中的重复用药,存在同类药物及相同作用机制的药物合用。

【干预建议】建议医师只选用其中 1 种镇静催眠药。

案例 8
【处方描述】

性别:女　年龄:71 岁
临床诊断:失眠。
处方内容:
阿普唑仑片　　0.8mg　　t.i.d.　　p.o.

【处方问题】用法、用量不适宜:阿普唑仑片用于失眠应睡前服用。

【机制分析】患者床诊断为失眠,根据药品说明书,阿普唑仑用于镇静催眠的用法、用量为 0.4~0.8mg,睡前服,频率过高容易造成患者耐受和增加副作用风险。因此,本处方属用法、用量不适宜,处方开具的用法与药品监督管理部门批准的该药品说明书不符。

【干预建议】建议医师调整用法、用量。

第六节　小　结

非器质性失眠症处方审核过程中需注意以下几点:

1. 镇静催眠药的使用与其临床诊断是否相符,是否存在诊断与用药不符的情形。如诊断为精神分裂症,虽然处方中可能开具镇静催眠药以对症处理其失眠症状,但如缺少相应诊断,也可以认为诊断与用药不符。

2. 注意超剂量用药处方,特别是超过药品说明书推荐最大剂量 2 倍的处方。

3. 镇静催眠药一般睡前服用,处方审核中需注意给药频次与服用方法。如阿普唑仑用于镇静催眠一般睡前服,频率过高易造成患者耐受和增加副作用。

4. 需注意禁忌证和禁忌人群,如艾司唑仑在整个妊娠周期中均应避免使用。

5. 注意药效学和药动学上有明显药物 - 药物相互作用的处方。如阿普唑仑与其他中枢神经抑制药合用可增加呼吸抑制作用,此时联合用药不适宜。

6. 需特别留意长时间大剂量使用 3 种苯二氮䓬类受体激动剂。

（温预关　朱秀清　李小芳）

参考文献

[1] 刘铁桥,赵敏.苯二氮䓬类药物临床使用专家共识.北京:人民卫生出版社,2016: 1-131.

[2] 中华医学会神经病学分会,中华医学会神经病学分会睡眠障碍学组.中国成人失眠诊断与治疗指南 (2017 版) [J]. 中华神经科杂志 , 2018, 51 (5): 324-335.

[3] 中国睡眠研究会 . 中国失眠症诊断和治疗指南 [J]. 中华医学杂志 , 2017, 97 (24): 1844-1856.

第九章

焦虑及其相关障碍处方审核案例详解

第一节　焦虑及其相关障碍药物治疗原则

1. 焦虑及其相关障碍既与躯体疾病有关,又与患者的人格特征、认知特点、应对方式、应激事件、社会支持、经济状况等社会心理因素有关,应考虑综合治疗策略。

2. 症状较轻者可给予健康教育和心理支持;程度较重、伴有严重失眠、精神痛苦显著、严重影响躯体疾病的治疗或康复、共病药物滥用、既往有发作史等应考虑药物治疗或药物联合心理治疗及物理治疗。

3. 应根据焦虑及其相关障碍类型、临床表现特点的不同选择药物。

4. 考虑到可能合并躯体疾病等情况,因人而异地实施个体化用药。

5. 一般单一使用抗焦虑药,足量、足疗程。

6. 对于妊娠期与哺乳期用药应特殊关注,注意药物依赖、记忆受损和停药综合征。

7. 治疗期间密切观察病情变化与不良反应。

8. 治疗前告知药物性质、作用和可能发生的不良反应及解决对策。

第二节　焦虑及其相关障碍常用治疗药物与临床应用

一、焦虑及其相关障碍常用治疗药物

焦虑及其相关障碍在 ICD-10 中的诊断分类隶属于"神经症性、应激性及躯体形式障碍"。焦虑及其相关障碍的常用治疗药物即抗焦虑药,是指主要用于缓解各种焦虑症状的药物,应用范围广泛,种类众多,包括各种具有中

枢或外周神经系统抑制作用的药物。常用抗焦虑药的作用机制及代表药物如下：

1. BZD　通过增强杏仁核和皮质 - 纹状体 - 丘脑 - 皮质环路内的前额叶皮质中的 GABA 作用以缓解焦虑症状。代表药物有地西泮、氯硝西泮、阿普唑仑等。

2. 抗抑郁药　通过抑制 5-HT 转运体，拮抗突触前膜对 5-HT 的重摄取，提高 5-HT 浓度而发挥抗焦虑作用。代表药物有 SSRI（帕罗西汀、氟西汀、氟伏沙明、西酞普兰等）、SNRI（文拉法辛、度洛西汀等）及 TCA（阿米替林、丙米嗪）、NaSSA（米氮平）等。

3. 新型抗焦虑药　激动脑内的 5-HT$_{1A}$ 受体，从而产生抗焦虑作用。代表药物有丁螺环酮、坦度螺酮等。

4. 其他药　氟哌噻吨美利曲辛、普萘洛尔等。

二、焦虑及其相关障碍常用治疗药物的临床应用

BZD 一般推荐用于焦虑障碍，一般 BZD 有较好的耐受性，可用于惊恐障碍的初始治疗，常和抗抑郁药联合使用快速控制焦虑症状，但一般要求 4 周内逐渐减量，常用药物有劳拉西泮、奥沙西泮、阿普唑仑、氯硝西泮、地西泮。BZD 能够有效地治疗广泛性焦虑，但 BZD 具有较强的镇静作用，易引起药物依赖性，故一般适用于症状严重时的短期治疗，急性焦虑发作选用短效类，间断性严重焦虑选用中、短效类，慢性持续性焦虑选用长效类。BZD 对强迫症本身无作用，但常用于强迫障碍的辅助治疗。丁螺环酮则一般推荐用于广泛性焦虑障碍。

常用的抗焦虑药在不同类型的焦虑及其相关障碍治疗中的应用如下：

1. 广泛性焦虑障碍的一线治疗药物包括阿戈美拉汀、度洛西汀、艾司西酞普兰、帕罗西汀、帕罗西汀控释片剂、普瑞巴林、舍曲林和文拉法辛缓释剂型，不推荐应用 β 受体拮抗剂如普萘洛尔。

2. 惊恐障碍的一线治疗药物包括西酞普兰、艾司西酞普兰、氟西汀、氟伏沙明、帕罗西汀、帕罗西汀控释片剂、舍曲林、文拉法辛缓释剂型，不推荐应用丁螺环酮、普萘洛尔、曲唑酮。

3. 社交焦虑障碍的一线治疗药物包括艾司西酞普兰、氟伏沙明、氟伏沙明控释制剂、帕罗西汀、帕罗西汀控释制剂、普瑞巴林、舍曲林、文拉法辛缓释制剂，不推荐丁螺环酮、丙米嗪、左乙拉西坦、喹硫平。

4. 创伤后应激障碍的一线治疗药物包括氟西汀、帕罗西汀、舍曲林、文拉法辛缓释制剂，不推荐阿普唑仑、西酞普兰、氯硝西泮、双丙戊酸、奥氮平。

5. 强迫障碍的一线治疗药物包括艾司西酞普兰、氟西汀、氟伏沙明、帕罗

西汀、舍曲林,不推荐氯硝西泮、可乐定、地昔帕明。

第三节　常用抗焦虑药的药物相互作用

1. 丁螺环酮　主要经 CYP3A4 代谢。与 CYP3A4 抑制剂或诱导剂合用作用会增强或降低;与 MAOI 同服可能会使血压升高;与氟西汀合用可能抑制本品的 5-HT 能作用,使焦虑症状加重;与西酞普兰合用可使 5-HT 重吸收受抑制,从而出现 5-HT 综合征。

2. 坦度螺酮　与丁酰苯类药物如氟哌啶醇等合用有可能增强 EPS 症状;与钙通道阻滞剂如尼卡地平、氨氯地平、硝苯地平等合用有可能增强降压作用。

3. 氟哌噻吨美利曲辛　禁止与 MAOI 同时使用,可能导致 5-HT 综合征,停用非选择性 MAOI 和司来吉兰 14 天及吗氯贝胺至少 1 天后才能开始服用本品,MAOI 治疗也应在停用本品的 14 天后开始;可能会加强 NE、肾上腺素、麻黄素、异丙肾上腺素、去氧肾上腺素及苯丙醇胺(局麻药、全麻药和减鼻充血药中含有的成分)等对心血管的影响,降低胍乙啶、倍他尼定、利舍平、可乐定、甲基多巴的抗高血压作用,在使用 TCA 治疗期间建议回顾所有抗高血压治疗;TCA 会增强此类药物对眼、中枢神经系统、肠道、膀胱的作用,可能会增加发生麻痹性肠梗阻、高热等的风险,应避免合用;增强乙醇、巴比妥类和其他中枢神经抑制药的抑制作用;其中的氟哌噻吨与锂合用会增加发生神经毒性的风险;降低左旋多巴的作用,增加其心脏不良反应发生风险。

4. 其他焦虑药　如抗抑郁药与 BZD 的药物相互作用前面已有阐述,不再赘述。

第四节　抗焦虑药在特殊人群中的使用

1. 丁螺环酮对于严重肝肾功能不全、重症肌无力患者禁用;青光眼、癫痫患者及对本品过敏者禁用;儿童、妇女妊娠期及分娩期禁用。

2. 氟哌噻吨美利曲辛禁用于循环衰竭、任何原因引起的中枢神经系统抑制(如急性酒精、巴比妥类或鸦片类中毒)、昏迷状态、肾上腺嗜铬细胞瘤、未经治疗的闭角型青光眼等。

其他焦虑药如抗抑郁药与 BZD 在特殊人群中的使用前面已有阐述,不再赘述。

第五节　常见处方审核案例详解

案例1
【处方描述】

性别:男　年龄:69 岁
临床诊断:慢性胃炎;急性腹泻;焦虑障碍。
处方内容:

双歧杆菌三联活菌胶囊	0.42g	t.i.d.	p.o.
氟哌噻吨美利曲辛片	0.5mg/10mg	q.n.	p.o.

【处方问题】用法、用量不适宜:氟哌噻吨美利曲辛片不宜晚上服用。

【机制分析】氟哌噻吨美利曲辛片的适应证为轻至中度抑郁和焦虑、神经衰弱、心因性抑郁、抑郁性神经官能症、隐匿性抑郁、心身疾病伴焦虑和情感淡漠、更年期抑郁、嗜酒及药瘾者的焦躁不安及抑郁,其说明书用法为成人通常 2 片/d,早晨及中午各 1 片,严重病例早晨剂量可加至 2 片,最大用量为 4 片/d;老年患者早晨服 1 片即可,维持剂量通常为 1 片/d,早晨口服;对失眠或严重不安病例,建议减少服药量或在急性期加服轻度镇静药。因此,本处方中的氟哌噻吨美利曲辛片用法不合理,主要是因为氟哌噻吨美利曲辛片为复方制剂,每片含氟哌噻吨 0.5mg 和美利曲辛 10mg。其中氟哌噻吨是一种噻吨类神经阻滞剂,小剂量具有抗焦虑和抗抑郁作用;而美利曲辛为一种双相抗抑郁药,低剂量应用时具有兴奋特性,与阿米替林具有相同的药理作用,但镇静作用更弱。所以不宜晚上服用。因此,本处方属用法、用量不适宜,处方开具的用法与药品监督管理部门批准的该药品说明书不符。

【干预建议】建议医师将氟哌噻吨美利曲辛片改为早晨服用为宜,建议修改其用法为 q.d.。

案例2
【处方描述】

性别:女　年龄:63 岁
临床诊断:帕金森病;冠心病。
处方内容:

多巴丝肼片	125mg	t.i.d.	p.o.

氟哌噻吨美利曲辛片	0.5mg/10mg	q.d.	p.o.
苯海索片	1mg	t.i.d.	p.o.
果糖二磷酸钠片	0.25g	t.i.d.	p.o.

【处方问题】适应证不适宜：处方开具氟哌噻吨美利曲辛片的适应证与临床诊断或病情不符；联合用药不适宜：氟哌噻吨美利曲辛片与苯海索片联用后加重药物不良反应。

【机制分析】本处方诊断为帕金森病、冠心病，却开具抗焦虑药氟哌噻吨美利曲辛片，氟哌噻吨美利曲辛片的适应证为轻至中度抑郁和焦虑、神经衰弱、心因性抑郁、抑郁性神经官能症、隐匿性抑郁、心身疾病伴焦虑和情感淡漠、更年期抑郁、嗜酒及药瘾者的焦躁不安及抑郁，存在诊断与用药不符。氟哌噻吨美利曲辛片与苯海索片存在相互作用，氟哌噻吨美利曲辛片为复方制剂，每片含氟哌噻吨0.5mg和美利曲辛10mg，其中美利曲辛为一种TCA，与阿米替林具有相同的药理作用，TCA与抗胆碱能药同时使用可导致抗胆碱能药的副作用增强（如过高热、麻痹性肠梗阻、便秘、口干、视物模糊等）。因此，本处方属适应证不适宜，处方开具药品的适应证与临床诊断或病情不符；联合用药不适宜，联用后加重药物不良反应。

【干预建议】建议完善诊断，谨慎合用，如联合使用时应密切注意患者的抗胆碱副作用是否增强。

案例3
【处方描述】

性别：女　年龄：25岁
临床诊断：焦虑状态；妊娠状态；上腹痛。
处方内容：
地西泮注射液　　5mg　　s.t.　　i.m.

【处方问题】遴选药品不适宜：处方开具地西泮注射液用于特殊人群孕妇，需要禁忌使用。

【机制分析】根据地西泮注射液说明书提示，孕妇、新生儿禁用本药。主要是因为在妊娠3个月内，本药有增加胎儿致畸的风险，孕妇长期服用可成瘾，使新生儿呈现撤药症状如激惹、震颤、呕吐、腹泻；妊娠后期用药影响新生儿的中枢神经活动，分娩前及分娩时用药可导致新生儿肌张力减弱，所以应避免使用。因此,本处方属遴选药品不适宜,存在用药禁忌。

【干预建议】建议医师更换为其他药物。

案例4
【处方描述】

性别:女　年龄:45 岁

临床诊断:躯体化障碍;心动过速;抑郁障碍。

处方内容:

氟哌噻吨美利曲辛片	0.5mg/10mg	q.d.	p.o.
艾地苯醌片	30mg	t.i.d.	p.o.
琥珀酸美托洛尔缓释片	47.50mg	q.d.	p.o.

【处方问题】适应证不适宜:处方开具艾地苯醌片的适应证与临床诊断或病情不符;联合用药不适宜:氟哌噻吨美利曲辛片与琥珀酸美托洛尔缓释片联用后加重药物不良反应。

【机制分析】患者的临床诊断有躯体化障碍、心动过速、抑郁障碍,艾地苯醌片的适应证主要为用于治疗慢性脑血管病及脑外伤等所引起的脑功能损害,存在诊断与用药不符。心律失常时不推荐使用抗焦虑药氟哌噻吨美利曲辛片,主要是因为氟哌噻吨美利曲辛片为复方制剂,每片含氟哌噻吨 0.5mg 和美利曲辛 10mg,其中美利曲辛为一种 TCA,与阿米替林具有相同的药理作用,与琥珀酸美托洛尔缓释片联用可能会增加发生心率减慢等心律失常、低血压的风险。因此,本处方属适应证不适宜,处方开具药品的适应证与临床诊断或病情不符;联合用药不适宜,联用后加重药物不良反应。

【干预建议】建议医师谨慎使用,完善诊断,可更换为其他抗焦虑药。

案例5
【处方描述】

性别:女　年龄:42 岁

临床诊断:焦虑障碍。

处方内容:

丁螺环酮片　20mg　t.i.d.　p.o.

【处方问题】用法、用量不适宜:丁螺环酮片的剂量过大。

【机制分析】丁螺环酮片说明书提示一般其常用治疗剂量为 20~40mg/d,

常见不良反应有头晕、头痛、恶心、呕吐及胃肠功能紊乱。本处方中丁螺环酮片的日剂量大于药品说明书推荐剂量,有可能增加恶心、呕吐等不良反应发生风险。因此,本处方属用法、用量不适宜,处方开具的用量与药品监督管理部门批准的该药品说明书不符。

【干预建议】建议医师适当减少丁螺环酮片的剂量,如需使用,须签署知情同意书。

案例6

【处方描述】

性别:女 年龄:44 岁

临床诊断:广泛性焦虑障碍。

处方内容:

氯硝西泮片	0.5mg	q.n.	p.o.
盐酸帕罗西汀肠溶缓释片(25mg)	12.5mg	q.d.	p.o.

【处方问题】用法、用量不适宜:盐酸帕罗西汀肠溶缓释片勿掰开、咀嚼。

【机制分析】盐酸帕罗西汀肠溶缓释片适用于治疗各种类型的抑郁障碍,包括伴有焦虑的抑郁障碍及反应性抑郁障碍。患者使用盐酸帕罗西汀肠溶缓释片治疗焦虑,帕罗西汀属于 SSRI 类抗抑郁药,盐酸帕罗西汀肠溶缓释片为其新剂型,该片剂为双层结构,一层为不含活性成分的溶蚀性阻滞层,另一层为亲水基质的含药层,此设计在 4~5 小时的间期内可控制帕罗西汀的溶解速率,肠衣膜延缓药物释放的启动,直到片剂离开胃以后才启动药物释放,在体内也可达到控制药物释放速率的作用,使患者有更稳定的血浆药物浓度及更好的疗效和耐受性。此处盐酸帕罗西汀肠溶缓释片规格为 25mg/ 片,该片应完整吞服,不能掰开、嚼碎,否则容易破坏其肠溶缓释作用,达不到控制药物释放效果。因此,本处方属用法、用量不适宜,处方开具的用法与药品监督管理部门批准的该药品说明书不符。

【干预建议】建议医师改为普通片剂型。

第六节 小 结

焦虑及其相关障碍处方审核过程中需注意以下几点:

1. 抗焦虑药的使用与其临床诊断是否相符,是否存在诊断与用药不符的情形。如诊断为慢性胃炎,处方中却开具氟哌噻吨美利曲辛片。

2. 注意超剂量用药处方,特别是超过药品说明书推荐最大剂量 2 倍的处方。

3. 处方审核中需注意给药频次与服用方法。如氟哌噻吨美利曲辛片为复方制剂,每片含氟哌噻吨 0.5mg 和美利曲辛 10mg,其中美利曲辛为一种抗抑郁药,低剂量应用时具有兴奋特性,不宜晚上服用。

4. 需注意禁忌证和禁忌人群。如在妊娠 3 个月内,地西泮注射液有增加胎儿致畸的风险,孕妇长期服用可成瘾,分娩前及分娩时用药可导致新生儿肌张力减弱,应避免使用。

5. 注意药效学和药动学上有明显药物 - 药物相互作用的处方。如 TCA 与抗胆碱能药同时使用可导致抗胆碱能药的副作用增强,不宜联合应用。

（温预关　朱秀清　李小芳）

参考文献

［1］ KATZMAN M A, BLEAU P, BLIER P, et al. Canadian clinical practice guidelines for the management of anxiety, posttraumatic stress and obsessive-compulsive disorders. BMC Psychiatry, 2014, 14 (1): S1.

［2］ BANDELOW B, SHER L, BUNEVICIUS R, et al. Guidelines for the pharmacological treatment of anxiety disorders, obsessive-compulsive disorder and posttraumatic stress disorder in primary care. Int J Psychiatry Clin Pract, 2012, 16 (2): 77-84.

第十章

双相情感障碍处方审核案例详解

第一节 双相情感障碍药物治疗原则

1. 充分评估、量化监测原则 需定期采用实验室检查、精神科量表进行治疗反应、耐受性、安全性、生活质量、社会功能、药物经济负担等方面的量化评估。

2. 综合治疗原则 需综合运用药物治疗、心理治疗(包括认知行为疗法等)、物理治疗、危机干预等措施,以提高疗效、改善依从性、预防复燃与复发等。

3. 全病程治疗原则 除缓解急性期症状的治疗目标外,还应坚持全病程治疗以阻断反复发作。全病程治疗一般分为急性期、巩固期、维持期3个治疗期。全疗程密切监测血药浓度。复发早期可能出现睡眠障碍、情绪波动表现,可及时给予相应处理,如短期服用BZD或增加原药剂量,以避免发展成完全发作。如已复发,需及时调整维持治疗药物的种类、剂量,尽快控制发作。

4. 全面治疗原则 不能仅针对抑郁或躁狂发作对症处理,需全面考虑将提高情绪稳定性作为治疗要点,具有心境稳定作用的药物是针对各种类型发作的核心选择。

5. 提高治疗依从性原则 尽可能消除社会心理应激因素、开展心理健康教育、提倡合理用药,鼓励药物与心理治疗相结合等有助于提高患者的依从性。

6. 优先原则 孕妇严重抑郁发作、存在高度自杀风险、伴精神病性症状或躯体状态危及生命的患者,急性期治疗可优先考虑改良电休克治疗。

7. 患方共同参与治疗原则 强调患方共同参与治疗,变被动为主动,有助于提高其治疗依从性,提高预防复发的效果。

8. 治疗共病原则 积极治疗共病的物质依赖、强迫障碍、焦虑障碍、躯体疾病等。

第二节　双相情感障碍常用治疗药物与临床应用

心境稳定剂也称抗躁狂药,是一类治疗躁狂及预防双相障碍的躁狂或抑郁发作且不会诱发躁狂或抑郁发作,对反复发作的情感障碍也有预防作用的药物。心境稳定剂稳定情绪的机制尚不明确,可能与 Na^+、K^+、Ca^{2+} 通道中的电解质有关,与 5-HT、DA、GABA 等神经递质也有关。代表药物有:①锂盐,如碳酸锂;②抗癫痫药,如丙戊酸盐、卡马西平、拉莫三嗪等;③非典型抗精神病药,如利培酮、奥氮平、喹硫平、阿立哌唑、齐拉西酮等。

心境稳定剂在双相障碍的躁狂发作急性期、双相障碍的Ⅰ型抑郁发作急性期、双相障碍的Ⅱ型抑郁发作急性期、双相障碍的Ⅰ型巩固/维持期和双相障碍的Ⅱ型巩固/维持期均有不同的推荐应用。

1. 双相障碍的躁狂发作(或轻躁狂发作)急性期　推荐心境稳定剂与抗精神病药联合治疗躁狂发作急性期患者,对轻躁狂发作患者可酌情单一使用心境稳定剂。躁狂发作急性期的药物治疗首选推荐方案:单用方案为锂盐、丙戊酸盐、奥氮平、利培酮、喹硫平(包括喹硫平普通片剂、喹硫平缓释片,下同)、阿立哌唑、齐拉西酮、帕利哌酮、氟哌啶醇、氯丙嗪、改良电休克治疗;合用方案为在锂盐或丙戊酸盐的基础上加用奥氮平、利培酮、喹硫平、阿立哌唑、阿塞那平、BZD 或锂盐 + 丙戊酸盐、抗精神病药 + 改良电休克治疗。不推荐的治疗方案:单用方案为加巴喷丁、托吡酯、拉莫三嗪、维拉帕米;合用方案为利培酮 + 卡马西平、奥氮平 + 卡马西平。需注意,典型抗精神病药中的氟哌啶醇(注射剂型)、氯丙嗪有良好的抗躁狂与镇静作用,但总体副作用偏大,长期应用可能有迟发性运动障碍或肌张力障碍等副作用且有诱发抑郁风险,故建议典型抗精神病药仅应用于急性躁狂发作阶段(但轻躁狂发作不推荐使用),待躁狂症状缓解后予停用。

2. 抑郁发作急性期　抑郁发作急性期需药物治疗及改良电休克治疗以尽快缓解或控制症状,对严重抑郁发作的建议住院治疗以预防自杀风险,治疗前进行全面评估,可考虑应用既往发作治疗有效的药物,对伴精神病性症状的建议使用兼具心境稳定作用的非典型抗精神病药初始治疗或心境稳定剂与非典型抗精神病药联合治疗。单药治疗、合并用药均为首发双相抑郁的初选治疗策略,而心境稳定剂和兼具心境稳定作用的非典型抗精神病药是必然选择。每 1~2 周进行 1 次全面评估,对初始治疗未选择首选推荐药物的,如急性期治疗无效或疗效不佳,应优化治疗策略,可换成首选推荐药物治疗或与首选推荐药物联合治疗,避免使用抗抑郁药治疗,以免诱发转躁或转为快速循环发作。优化治疗策略无效或疗效不佳,可考虑换用另一种心境稳定剂或心境稳定剂组合治疗或心境稳定剂联用非典型抗精神病药等增效治疗,在心境稳定剂剂量或血药浓度达有效范围的基础上可短期联合抗抑郁药治疗,以转躁风险最小为原则,避免使用转躁风险明显的文拉法辛和TCA。转躁风险为安非他酮<SSRI<SNRI<MAOI,推荐安非他酮和SSRI(帕罗西汀除外)作为首要选择的抗抑郁药,应密切监测可能引发的躁狂症状,待症状缓解后逐渐停用抗抑郁药,无效或疗效不佳时可换用不同化学结构或作用机制的另一种抗抑郁药。双相障碍Ⅰ型抑郁发作急性期首选推荐的药物为喹硫平、奥氮平、锂盐+拉莫三嗪、锂盐、拉莫三嗪、丙戊酸盐、奥氮平+氟西汀、锂盐+丙戊酸盐、锂盐/丙戊酸盐+喹硫平、锂盐/丙戊酸盐+安非他酮,不推荐齐拉西酮单药治疗以及齐拉西酮或阿立哌唑增效治疗。双相障碍Ⅱ型抑郁发作急性期首选推荐的药物为喹硫平。

3. 双相障碍的巩固/维持期　心境稳定剂单药或联合治疗是维持期的主要用药原则,个体化选择合理的药物,每月定期全面评估。一般来讲,急性期治疗有效的药物,原则上维持期可继续使用,应当增减相关药物的剂量,对疗效不佳或不良反应较大的药物应换为首选药物或与首选推荐药物联合治疗。对于急性期使用抗抑郁药的患者,应选择转躁风险小的抗抑郁药,且维持期尽量避免长期使用,以免诱发躁狂或转为快速循环发作。如需继续使用,应在心境稳定剂的基础上联合使用,并定期评估转相风险。双相Ⅰ型障碍维持期的治疗选择药物时应考虑主要的发作相,而双相Ⅱ型维持期的治疗应关注抑郁发作的预防。双相Ⅰ型障碍巩固/维持期的药物治疗首选推荐药物治疗方案为单药选择锂盐、拉莫三嗪、双丙戊酸盐、奥氮平、喹硫平、利培酮长效针剂、阿立哌唑、齐拉西酮,联合方案为锂盐/双丙戊酸盐+喹硫平/奥氮平/利培酮长效针剂/阿立哌唑/齐拉西酮,不推荐加巴喷丁、托吡酯或抗抑郁药单药治疗。双相Ⅱ型障碍巩固/维持期的药物治疗首选推荐药物治疗方案为锂盐、拉莫三嗪、喹硫平单药治疗,不推荐加巴喷丁单药治疗。

第三节　常用心境稳定剂的药物相互作用

1. 锂盐　锂盐的治疗窗窄,易发生中毒,先兆或早期症状为呕吐、腹泻、呆滞、困倦、抽动、眩晕、粗大震颤、构音不清和轻度意识障碍;典型的中毒表现为不同程度的意识障碍伴有构音障碍、反射亢进、共济失调、锥体束征阳性等神经系统征象;严重的可出现血压下降、心律失常、昏迷、肺部感染、少尿或无尿,甚至死亡。一般急性期治疗建议血锂有效浓度为 0.6~1.2mmol/L,当浓度升到 1.4mmol/L 以上即可能发生锂中毒。

锂盐在体内不代谢。与氨茶碱、咖啡因或碳酸氢钠合用可增加其尿排出量,降低血药浓度与药效;与氯丙嗪及其他吩噻嗪衍生物合用可使氯丙嗪的血药浓度降低;与碘化物合用可促发甲状腺功能低下;与 NE 合用可使其升压效应降低;与肌松药(如琥珀胆碱等)合用使肌松作用增强,作用时效延长;非甾体抗炎药抑制肾前列腺素合成,降低肾血流量,减少其肾排泄,如与吡罗昔康合用可导致血锂浓度过高而中毒;此外需注意钠盐能促进锂盐排泄,服用锂盐时需注意钠盐的正常摄入,低钠饮食可增加锂盐中毒的风险。

2. 丙戊酸盐 丙戊酸盐在体内经葡糖醛酸化和 β 氧化代谢。禁止与美尔奎宁、圣约翰草合用;与抗凝血药和抗血小板聚集药合用可能会使出血倾向增加;与氨曲南、亚胺培南、美罗培南联合应用可能出现因丙戊酸的血药浓度减低而导致的痉挛性反应,临床应避免合用;可增加齐多夫定的血清药物浓度,导致其毒性增加;有酶诱导作用的抗癫痫药(如苯妥英、苯巴比妥、卡马西平)会降低其血浆浓度。

3. 卡马西平 卡马西平主要经 CYP3A4 代谢,有肝药酶诱导作用,为强效 CYP3A4 诱导剂及其他 I、II 相代谢酶诱导剂。与氯磺丙脲、氯贝丁酯、去氨加压素、赖氨加压素、垂体后叶素、加压素等合用可加强抗利尿作用,需减量;与含雌激素的避孕药、环孢素、洋地黄类(可能地高辛除外)、雌激素、左甲状腺素或奎尼丁合用时药效降低,应改用仅含孕激素(黄体酮)的口服避孕药;与 MAOI 合用可引起高热和 / 或高血压危象、严重惊厥甚至死亡,两药应用至少间隔 14 天。

4. 拉莫三嗪 拉莫三嗪主要经葡糖醛酸化代谢。明显抑制其葡糖醛酸化的 UGT 抑制剂有丙戊酸钠,明显诱导其葡糖醛酸化的 UGT 诱导剂有卡马西平、苯妥英钠、扑米酮、苯巴比妥、利福平、洛匹那韦、利托那韦、阿扎那韦、炔雌醇 / 左炔诺孕酮合剂。

其他心境稳定剂的药物相互作用前面已有阐述,不再赘述。

第四节 心境稳定剂在特殊人群中的使用

1. 儿童及青少年人群 尽可能选择一种对患儿疗效好、不良反应小的精神药物,并予足剂量、足疗程治疗,一般儿童较成人能耐受更大剂量的精神药物,用药剂量应个体化。当使用可能导致体重增加或催乳素水平升高的抗精神病药时,应对患儿的催乳素水平进行监测。当抗精神病药疗效不足时,应考虑增加锂盐或丙戊酸盐治疗,但锂盐在 12 岁以下的儿童中禁用;对女童或年轻女性,因丙戊酸盐可能导致多囊卵巢综合征的风险增加,可能影响生育,故也需谨慎避免使用。此外,上述针对成人的双相障碍治疗方案推荐也只能谨慎地应用于儿童及青少年。

2. **老年人群** 老年患者的用药种类宜少,尽避免合并用药,简化服用方法,尽可能选择半衰期较短的药物,避免长效制剂。精神药物宜从低剂量开始,增量过程要比青壮年延长,不可加量过快。一般来讲,65~80 岁者可用成人剂量的 1/3~1/2,80 岁以上的剂量宜更小,一般一天药量最好分次服用。老年人群常合并各种躯体疾病,如有肝肾功能减退,精神药物的剂量应降低,而锂盐对于肾功能不全者和严重心脏疾病患者禁用。

3. **妊娠期与哺乳期妇女** 治疗双相障碍的药物可引起较高的出生缺陷率,育龄妇女服药期间应采取有效的避孕措施,而卡马西平、奥卡西平、托吡酯能增加口服避孕药的代谢,因此,避孕妇女应尽可能采用非口服避孕药方法。妊娠前 3 个月期间服用锂盐、丙戊酸盐、卡马西平均有较高的出生缺陷率,锂盐在妊娠头 3 个月禁用。目前尚未发现 TCA 有致畸作用,但预产期使用可能会致新生儿撤药反应;SSRI 可能相对安全,特别是氟西汀与西酞普兰,但也有长期使用 SSRI 出现新生儿撤药综合征、新生儿持续性肺动脉高压的报告。高效价的抗精神病药在妊娠期使用相对安全,但不推荐使用长效抗精神病药。哺乳期妇女使用锂盐期间应停止哺乳,不推荐使用拉莫三嗪,而卡马西平、丙戊酸盐一般认为相对安全。

第五节 常见处方审核案例详解

案例 1

【处方描述】

性别:女 年龄:11 岁 11 个月

临床诊断:双相情感障碍。

处方内容:

丙戊酸钠缓释片　　0.50g　q.d.　p.o.

碳酸锂片　　　　　0.25g　q.n.　p.o.

【处方问题】遴选药品不适宜:处方开具的碳酸锂片在 12 岁以下的儿童中需要禁忌使用。

【机制分析】碳酸锂片主要用于治疗躁狂症,对躁狂和抑郁交替发作的双相情感性精神障碍有很好的治疗和预防复发作用,对反复发作的抑郁障碍也有预防发作作用,也用于治疗分裂 - 情感性精神病。本处方中开具有碳酸锂片,其说明书明确规定 12 岁以下的儿童禁用,12 岁以上的儿童从小剂量开始,根据血锂浓度缓慢增加剂量。锂盐的治疗指数低,治疗量和中毒量较接近,其中毒症状可出现脑病综合征如意识模糊、震颤、反射亢进、癫痫发作乃至昏迷、休克、肾功能损害,当血锂浓度 >1.5mmol/L 时会出现不同程度的中毒症状,血锂浓度在 1.5~2.0mmol/L 以上可危及生命,早期表现为恶心、呕吐、腹泻、畏食等消化道症状,继而出现肌无力、四肢震颤、共济失调、嗜睡、意识模糊或昏迷。碳酸锂片在 12 岁以下的儿童中禁用,可能与该年龄段的儿童为易感人群,易出现中毒症状有关。本例中患儿 11 岁 11 个月,碳酸锂片的选择与患者年龄不符。因此,本处方属遴选药品不适宜,处方开具药品是特殊人群如孕妇、哺乳期妇女和儿童需要禁忌使用的。

【干预建议】碳酸锂的治疗指数低,治疗量和中毒量接近,应对血锂浓度进行监测。建议医师更换其他心境稳定剂。

案例2

【处方描述】

性别:男　年龄:11 岁

临床诊断:双相情感障碍。

处方内容:

丙戊酸镁缓释片	早 250mg、中 250mg、睡前 250mg	p.o.
氨磺必利片	早 100mg、中 100mg、睡前 200mg	p.o.
碳酸锂片	早 125mg、中 125mg、睡前 200mg	p.o.

【处方问题】遴选药品不适宜:处方开具的碳酸锂片在 12 岁以下儿童、氨磺必利片在青春期之前儿童需要禁忌使用;适应证不适宜:处方开具氨磺必利片的适应证与临床诊断或病情不符。

【机制分析】碳酸锂片主要用于治疗躁狂症,对躁狂和抑郁交替发作的双相情感性精神障碍有很好的治疗和预防复发作用,对反复发作的抑郁障碍也有预防发作作用,也用于治疗分裂 - 情感性精神病。本处方中开具有碳酸锂片,其说明书明确规定 12 岁以下的儿童禁用,12 岁以上的儿童从小剂量开始,根据血锂浓度缓慢增加剂量。锂盐的治疗指数低,治疗量和中毒量较接近,其中毒症状可出现脑病综合征如意识模糊、震颤、反射亢进、癫痫发作乃至昏迷、休克、肾功能损害,当血锂浓度 >1.5mmol/L 时会出现不同程度的中毒症状,血锂浓度在 1.5~2.0mmol/L 以上可危及生命,早期表现为恶心、呕吐、腹泻、畏食等消化道症状,继而出现肌无力、四肢震颤、共济失调、嗜睡、意识模糊或昏迷。碳酸锂片在 12 岁以下的儿童中禁用,可能与该年龄段的儿童为易感人群,易出现中毒症状有关。本例中患儿 11 岁,碳酸锂片的选择与患者年龄不符。

氨磺必利片用于治疗以阳性症状(例如谵妄、幻觉、认知障碍)和 / 或阴性症状(例如反应迟缓、情感淡漠及社会能力退缩)为主的急性或慢性精神分裂症,也包括以阴性症状为特征的精神分裂症。本例患者诊断为双相情感障碍,此处使用氨磺必利片的适应证与临床诊断或病情不符,且氨磺必利片说明书提示氨磺必利片在青春期之前儿童需要禁忌使用。因此,本处方属遴选药品不适宜,处方开具药品是特殊人群如孕妇、哺乳期妇女和儿童需要禁忌使用的;适应证不适宜,处方开具药品的适应证与临床诊断或病情不符。

【干预建议】建议医师完善诊断。此外,碳酸锂的治疗窗窄,应对血锂浓度进行监测。建议医师选用其他药物作为心境稳定剂,如需使用,须签署知情同意书。

案例 3
【处方描述】

性别:男　年龄:45 岁
临床诊断:双相障碍,目前伴有精神病性症状的躁狂发作。
处方内容:

碳酸锂片	0.25g	q.n.	p.o.
碳酸锂缓释片	0.3g	q.n.	p.o.
利培酮片	1mg	b.i.d.	p.o.

【处方问题】联合用药不适宜中的重复用药:碳酸锂重复使用。

【机制分析】碳酸锂片主要用于治疗躁狂症,对躁狂和抑郁交替发作的双相情感性精神障碍有很好的治疗和预防复发作用,对反复发作的抑郁障碍也有预防发作作用,也用于治疗分裂 - 情感性精神病。锂盐的治疗指数低,治疗量和中毒量较接近,其中毒症状可出现脑病综合征如意识模糊、震颤、反射亢进、癫痫发作乃至昏迷、休克、肾功能损害,急性期治疗的血锂浓度范围为 0.6~1.2mmol/L,1.4mmol/L 视为有效浓度上限,超过极易出现锂中毒,用同一种药的不同剂型会增加中毒风险。因此,本处方属联合用药不适宜中的重复用药,成分相同但商品名或剂型不同的药物合用。

【干预建议】建议医师只用 1 种锂剂型的制剂;注意患者如出现持续呕吐、腹泻、大量出汗,有可能为锂中毒,应立即到医院就诊;服药期间不可低钠饮食,定期监测血锂浓度。

案例4
【处方描述】

性别：男　年龄：24 岁

临床诊断：双相情感障碍。

处方内容：

阿普唑仑片	早 400mg、中 400mg、睡前 800mg		p.o.
劳拉西泮片	1mg	q.n.	p.o.
佐匹克隆片	7.5mg	q.n.	p.o.

【处方问题】适应证不适宜：处方开具镇静催眠药的适应证与临床诊断或病情不符；联合用药不适宜中的重复用药：联用多种镇静催眠药。

【机制分析】患者诊断为双相情感障碍，却使用 3 种苯二氮䓬类受体激动剂，存在处方开具镇静催眠药的适应证与临床诊断或病情不符；且 3 种镇静催眠药联用不仅加重中枢抑制作用，而且更容易产生依赖性，增加药物不良反应发生风险。因此，本处方属适应证不适宜，处方开具药品的适应证与临床诊断或病情不符；联合用药不适宜中的重复用药，同类药物及相同作用机制的药物合用。

【干预建议】建议医师完善诊断，同时精简用药。

案例5
【处方描述】

性别：女　年龄：50 岁

临床诊断：双相障碍，伴有精神病性症状的躁狂发作。

处方内容：

利培酮片	2mg	q.n.	p.o.
文拉法辛缓释片	75mg	q.d.	p.o.

【处方问题】遴选药品不适宜：文拉法辛的转躁风险明显。

【机制分析】患者目前诊断为双相障碍，伴有精神病性症状的躁狂发作。一般推荐心境稳定剂与抗精神病药联合治疗躁狂发作急性期患者，对轻躁狂发作患者可酌情单一使用心境稳定剂；抑郁发作急性期应避免使用抗抑郁药治疗，以免诱发转躁或转为快速循环发作；短期联合抗抑郁药治疗应以转躁风险最小为原则，避免使用转躁风险明显的文拉法辛和 TCA。转躁风险为安非他酮<SSRI<SNRI<MAOI,文拉法辛为SNRI类抗抑郁药,其转躁风险明显,与其同时阻断NE和5-HT再摄取,升高NE和5-HT浓度而发挥双重抗抑郁作用有关,临床应避免使用。因此,本处方属遴选药品不适宜,处方开具的药品存在潜在的不良反应或安全隐患。

【干预建议】建议医师更换为其他药物作为心境稳定剂。

案例6

【处方描述】

性别:女　年龄:56岁

临床诊断:伴精神病性症状的双相情感障碍。

处方内容:

| 奥氮平片 | 1.66mg | h.s. | p.o. |
| 碳酸锂缓释片 | 1.05g | q.n. | p.o. |

【处方问题】用法、用量不适宜:碳酸锂缓释片不可掰开。

【机制分析】碳酸锂缓释片属于不可以掰开的缓释片,处方中的用法为1.05g,需要破坏片剂。碳酸锂属于治疗窗很窄的药物,急性期治疗的血锂浓度范围为0.6~1.2mmol/L,1.4mmol/L视为有效浓度上限,超过极易出现锂中毒,缓释片剂破坏后药物释放可能加速,存在中毒隐患。本处方属用法、用量不适宜,处方开具的用法与药品监督管理部门批准的该药品说明书不符。

【干预建议】建议医师更改用法,服用量最好是单剂量的整数倍。

案例7

【处方描述】

性别:男　年龄:20岁

临床诊断:双相情感障碍,目前为伴有精神病性症状的重度抑郁发作。

处方内容:

奥氮平片	10mg	q.n.	p.o.
碳酸锂缓释片	0.6g	b.i.d.	p.o.
艾司西酞普兰片	20, 0, 0, 10mg	特殊间隔	p.o.

【处方问题】用法、用量不适宜:艾司西酞普兰片的剂量过大。

【机制分析】艾司西酞普兰属于SSRI类抗抑郁药,其药品说明书推荐用法、用量为每日 1 次,常用剂量为每日 10mg,根据患者的个体反应,每日最大剂量可增加至 20mg。本例患者艾司西酞普兰的日剂量为 30mg,超出推荐用量,不良反应发生风险高,且增加转躁风险。因此,本处方属用法、用量不适宜,处方开具的用量与药品监督管理部门批准的该药品说明书不符。

【干预建议】建议医师减少艾司西酞普兰的剂量;如需使用,须签署知情同意书。

案例 8

【处方描述】

性别:男 年龄:39 岁

临床诊断:重症肺炎;双相情感障碍。

住院医嘱:

比阿培南粉针	0.3g	b.i.d.	iv.gtt
丙戊酸钠片	1g	b.i.d.	p.o.

【处方问题】联合用药不适宜:碳青霉烯类抗菌药与丙戊酸钠联用降低其血药浓度,导致痉挛性反应。

【机制分析】比阿培南属于碳青霉烯类抗菌药,碳青霉烯类抗菌药均应避免与丙戊酸联合使用,可能出现因丙戊酸的血药浓度减低而导致的痉挛性反应,与丙戊酸联用不妥。碳青霉烯类抗菌药与丙戊酸间的相互作用可发生在吸收、分布、代谢、排泄的不同环节,但碳青霉烯类抗菌药与丙戊酸的相互作用部位主要在肝脏,前者可促进丙戊酸代谢为葡糖醛酸结合的丙戊酸,且抑制乙酰肽水解酶介导的葡糖醛酸结合的丙戊酸水解,加快丙戊酸清除,从而降低丙戊酸的血药浓度。因此,本处方属联合用药不适宜,联用后加重药物不良反应。

【干预建议】建议医师避免联用碳青霉烯类抗生素,监测丙戊酸的血药浓度,调整给药方案。

案例 9

【处方描述】

性别:女 年龄:10 岁

临床诊断:双相情感障碍目前伴有精神病性症状躁狂发作。

处方内容:

帕利哌酮缓释片	6mg	q.d.	p.o.
丙戊酸钠缓释片	早 1 片、晚 0.5 片	p.o.	

【处方问题】遴选药品不适宜:帕利哌酮缓释片的选择与患者年龄不符。

【机制分析】帕利哌酮属于苯丙异噁唑类非典型抗精神病药,帕利哌酮缓释片说明书提示其适用于成人及12~17岁青少年(体重≥29kg)精神分裂症的治疗。《中国双相障碍防治指南(第二版)》中指出其作为心境稳定剂可用于双相障碍的躁狂发作(或轻躁狂发作)急性期治疗。本例患者10岁,帕利哌酮缓释片说明书提示本品在<12岁人群中的安全性和有效性尚不明确,在儿童及青少年人群中使用时应密切监测本品的镇静作用,改变本品的给药时间可能会改善对患者的镇静作用效果,但由于长期高催乳素血症可对青少年发育和性成熟产生潜在影响,故应考虑定期临床评价患者的内分泌状态,包括测量身高、体重、性成熟、月经功能监测以及催乳素的其他潜在相关影响,在接受本品治疗期间应定期实施EPS症状以及其他运动障碍的检查。因此,本处方属遴选药品不适宜,药品选择与患者年龄不符。

【干预建议】建议医师修改处方,如医师确定要用,需要医师重签名、签署知情同意书,并在联系单中确认签名。

案例 10
【处方描述】

性别:女　年龄:12岁
临床诊断:双相情感障碍。
处方内容:
马来酸氟伏沙明片　　100mg　　　　　　　q.d.　　p.o.
丙戊酸钠缓释片　　　早1片、晚0.5片　　p.o.

【处方问题】适应证不适宜:处方开具马来酸氟伏沙明片的适应证与临床诊断或病情不符;遴选药品不适宜:马来酸氟伏沙明片的选择与患者年龄不符。

【机制分析】马来酸氟伏沙明片说明书提示其适应证为抑郁发作和强迫症。本例患者诊断为双相情感障碍,此处使用马来酸氟伏沙明片的适应证与临床诊断或病情不符。本例患者12岁,马来酸氟伏沙明片说明书提示除强迫症患者外,马来酸氟伏沙明片不应用于18岁以下儿童及青少年的治疗,在临床试验中与安慰剂治疗组相比,应用抗抑郁药治疗的儿童及青少年的自杀相关行为(自杀企图、自杀想法)和敌意(主要为攻击、对抗行为和愤怒)的发生更为频繁。此外,在儿童及青少年中涉及生长、成熟和认知行为发展的长期安全性数据尚缺乏,因缺乏相关临床经验,不推荐本品在儿童中用于抑郁障碍的治疗。故本处方的药品选择与患者年龄不符。因此,本处方属适应证不适宜,处方开具药品的适应证与临床诊断或病情不符;遴选药品不适宜,药品选择与患者年龄不符。

【干预建议】建议医师修改处方,完善诊断;如医师确定要用,需要医师重签名、签署知情同意书,并在联系单中确认签名。

第六节　小　　结

双相情感障碍处方审核过程中需注意以下几点:

1. 心境稳定剂的使用与其临床诊断是否相符,是否存在诊断与用药不符的情形。

2. 注意超剂量用药处方,特别是超过药品说明书推荐最大剂量 2 倍的处方。

3. 处方审核中需注意给药频次与服用方法。如碳酸锂缓释片属于不可以掰开的缓释片,其治疗窗很窄,片剂破坏后药物释放可能加速,存在中毒隐患。

4. 需注意禁忌证和禁忌人群。如碳酸锂片药品说明书明确规定 12 岁以下的儿童禁用。

5. 注意药效学和药动学上有明显药物 - 药物相互作用的处方。如碳青霉烯类抗菌药均应避免与丙戊酸联合使用,可能出现因丙戊酸的血药浓度减低而导致的痉挛性反应。

6. 需特别留意使用 2 种心静稳定剂 +2 种抗精神病药及大剂量使用 2 种抗抑郁药,应避免使用转躁风险明显的文拉法辛、帕罗西汀、TCA 等。

(温预关　朱秀清　李小芳)

参考文献

[1] 于欣,方贻儒.中国双相障碍防治指南.2 版.北京:中华医学电子音像出版社,2015: 1-245.

第十一章
注意缺陷多动障碍处方审核
案例详解

第一节　注意缺陷多动障碍药物治疗原则

1. 注意缺陷多动障碍应遵循综合治疗原则,即根据患者的具体病情需要,合理选择并综合运用药物治疗、心理行为治疗或个体化教育等方法,对患者进行全面干预,最大限度地改善患者的症状与社会功能。其中关键是根据临床症状特点合理选择各种治疗方法。

2. 注意缺陷多动障碍的治疗建议是从小剂量开始滴定,如疗效不再增加反而出现副作用时,考虑现有的剂量水平是否合适,理想目标是使用药物最小剂量达到最大疗效的同时尽量避免副作用出现。如一种药物的最大剂量仍然无效,考虑换药,同时考虑诊断是否准确、是否伴随其他精神症状。

3. 应通过长期、个体化及综合治疗达到改善症状、减少共患病、促进患者社会功能全面恢复的治疗目标,应追求患者的社会功能最佳化。

第二节　注意缺陷多动障碍常用
治疗药物与临床应用

注意力的保持和集中主要与前额叶 NE 通路、中脑 DA 通路有关,通常认为注意力不集中是由于这 2 种神经递质功能不足所致,而注意缺陷多动障碍的治疗药物主要通过加强 NE 系统和 DA 系统的功能而起作用。常用药物有中枢兴奋类药物如哌甲酯等和非中枢兴奋类药物如托莫西汀(一种 SNRI)、可乐定(一种 α_{2A} 肾上腺素能受体激动剂)等,而非典型抗精神病药和行为治疗常作为辅助治疗。

注意缺陷多动障碍需强调长期、个体化、综合治疗,以达到改善症状、减少共患病、促进社会功能全面恢复的治疗目标。注意缺陷多动障碍的治疗药物主要是针对注意缺陷多动障碍的核心症状(如注意力缺陷、多动和冲动)且应考虑用于 6 岁及 6 岁以上的患儿,推荐哌甲酯和托莫西汀作为治疗的一线用药;对于共患焦虑障碍的注意缺陷多动障碍患者,推荐首选托莫西汀治疗;对于注意缺陷多动障碍共患抽动障碍的,推荐托莫西汀和可乐定同为首选治疗药物;美国 FDA 批准托莫西汀用于成人注意缺陷多动障碍的治疗,长效兴奋剂往往比短效兴奋剂更适合于成人注意缺陷多动障碍的治疗,也可选择可乐定、安非他酮。

第三节　常用注意缺陷多动障碍治疗药物的药物相互作用

1. 哌甲酯　主要通过去酯化代谢。可能抑制香豆素类抗凝剂、抗惊厥药(如苯巴比妥、苯妥英)和一些抗抑郁药(TCA 和 SSRI)的代谢,如合用,应减少上述药物的剂量;不应用于正在使用或 2 周内使用过 MAOI 的患者;可升高血压,与抗高血压药合用时效应减弱,与升压药合用需谨慎;与抗 M 胆碱药合用可增效;与 NE 受体激动剂、中枢兴奋药合用时作用相加,可诱发紧张、失眠、激动甚至惊厥或心律失常;正在或 14 天内使用过 MAOI 的患者禁止合用本品,可能引起高血压危象。

2. 托莫西汀　主要经 CYP2D6 代谢。可加强沙丁胺醇(或其他 β_2 受体激动剂)的作用导致心率加快和血压升高,在合用初期尤其明显;CYP2D6 酶抑制剂帕罗西汀、氟西汀、奎尼丁可提高其稳态血浆药物浓度;不应与 MAOI 合用或在停用 MAOI 后的 2 周内使用。

第四节　注意缺陷多动障碍治疗药物在特殊人群中的使用

哌甲酯不可用于 6 岁以下的儿童,且禁用于有明显焦虑、紧张、激越症状的患者(可能使症状加重)以及青光眼患者、有家族史或诊断为抽动秽语综合征的患者。托莫西汀同样不可用于 6 岁以下的儿童,不推荐用于患有闭角型青光眼的患者,也不应在妊娠期使用,除非潜在的对于胎儿的利益大于潜在的风险。

第五节 常见处方审核案例详解

案例 1
【处方描述】

　　性别:男　年龄:3 岁

　　临床诊断:注意缺陷多动障碍。

　　处方内容:

　　盐酸哌甲酯缓释片　　　　36mg　　q.d.　　p.o.

　　【处方问题】 遴选药品不适宜:处方开具的盐酸哌甲酯缓释片不可用于 6 岁以下的儿童。

　　【机制分析】 盐酸哌甲酯是一个中枢神经兴奋药,其治疗注意缺陷多动障碍的作用机制尚不清楚。研究认为,哌甲酯能阻断突触前神经元对去甲肾上腺素和多巴胺的再摄取,以及增加这些单胺物质释放至外神经元间隙。盐酸哌甲酯缓释片的适应证为用于治疗注意缺陷多动障碍,每日剂量不应超过 54mg,其药品说明书提示在符合 DSM-Ⅳ诊断标准的 6~12 岁患有注意缺陷多动障碍儿童参加的 3 个对照试验中证实本品对注意缺陷多动障碍的疗效,但本品在 6 岁以下儿童患者中用药的安全有效性尚未确立,因此,本品不可用于 6 岁以下的儿童。本品应慎用于有药物依赖史或酒精依赖史的患者,长期滥用会导致明显的耐受性和精神依赖,并伴随不同程度的行为失常。此外,曾有患结构性心脏病或其他严重心脏病的儿童及青少年正常使用中枢神经兴奋药发生猝死的报告,尽管一些严重的心脏病使猝死的风险增加,但是总体上兴奋剂类药品不应用于已知患有结构性心脏病、心肌病、严重心律失常或可使兴奋剂的拟交感神经效应增加的其他严重心脏病的儿童及青少年。因此,本处方属遴选药品不适宜,药品选择与患者性别、年龄不符。

　　【干预建议】 建议医师评估用药的必要性;如必需,需签署知情同意书。

案例 2
【处方描述】

　　性别:男　年龄:10 岁

　　临床诊断:注意缺陷多动障碍。

　　处方内容:

　　盐酸哌甲酯缓释片　　　　18mg　　t.i.d.　　p.o.

【处方问题】用法、用量不适宜:盐酸哌甲酯缓释片不建议晚上服用。

【机制分析】盐酸哌甲酯是一个中枢神经兴奋药,适应证为用于治疗注意缺陷多动障碍,其药品说明书提示用量应每日1次,本品给药后作用可持续12小时,应在早晨服药,且要整片用水送下,不能咀嚼、掰开或压碎,不被吸收的外膜将药物包裹以控制药物释放速率,药物外膜及片芯中的不溶性成分最终被排出体外,可于餐前或餐后服用,剂量可根据患者的个体需要及疗效而定,每次可增加剂量18mg,直至最高剂量为54mg(每日1次,晨服),通常约每周调整剂量1次。因该药有兴奋作用,故不建议晚上服用。因此,本处方属用法、用量不适宜,处方开具的用法与药品监督管理部门批准的该药品说明书不符。

【干预建议】建议医师修改用法。

案例3
【处方描述】

性别:女　年龄:3岁
临床诊断:注意缺陷多动障碍。
处方内容:
苯巴比妥片　　　30mg　b.i.d.　p.o.

【处方问题】适应证不适宜:处方开具苯巴比妥片的适应证与临床诊断或病情不符。

【机制分析】现在治疗注意缺陷多动障碍常用的西药主要为中枢兴奋药及非中枢兴奋类药物,而不选用镇静催眠药。苯巴比妥对注意缺陷多动障碍非但无效,反而使症状加剧,主要是因为苯巴比妥可能引起反常的兴奋,引起多动、不安定,特别是儿童。因此,本处方属适应证不适宜,处方开具药品的适应证与临床诊断或病情不符。

【干预建议】建议医师选用合适的药品。

第六节　小　　结

注意缺陷多动障碍处方审核过程中需注意以下几点:

1. 注意缺陷多动障碍治疗药物的使用与其临床诊断是否相符,是否存在诊断与用药不符的情形。

2. 注意超剂量用药处方,特别是超过药品说明书推荐最大剂量2倍的处方。

3. 处方审核中需注意给药频次与服用方法。如盐酸哌甲酯缓释片有兴奋作用,不建议晚上服用。

4. 需注意禁忌证和禁忌人群。如盐酸哌甲酯缓释片药品说明书明确规定不可用于 6 岁以下的儿童。

5. 注意药效学和药动学上有明显药物 - 药物相互作用的处方。

(温预关　朱秀清　李小芳)

参考文献

[1] 郑毅, 刘靖. 中国注意缺陷多动障碍防治指南. 2 版. 北京 : 中华医学电子音像出版社, 2015: 1-185.

[2] 刘寰忠, 钟怡. 2018 版加拿大儿科学会《儿童青少年注意缺陷多动障碍诊疗指南》解读. 中国全科医学 : 1-6 [2019-02-01]. http://kns. cnki. net/kcms/detail/13. 1222. R. 20190123. 1427. 018. html.